Le bouddhisme et la médecine traditionnelle de l'Inde

Springer

Paris
Berlin
Heidelberg
New York
Hong Kong
Londres
Milan
Tokyo

Sylvain Mazars

Le bouddhisme et la médecine traditionnelle de l'Inde

Springer

Sylvain Mazars

ISBN-13 : 978-2-287-74544-7 Springer Paris Berlin Heidelberg New York

Imprimé en France

Springer-Verlag France est membre du groupe Springer Science + Business Media

Maquette de couverture : Jean-François Montmarché

« MÉDECINES D'ASIE - SAVOIRS & PRATIQUES »

Collection dirigée par Guy Mazars

Les médecines asiatiques, comme la médecine chinoise ou les médecines traditionnelles de l'Inde bénéficient d'une reconnaissance et d'un statut officiels dans leurs pays d'origine et suscitent un intérêt croissant dans les pays occidentaux. Elles y sont étudiées depuis longtemps et de plus en plus enseignées et pratiquées là où les législations le permettent.

La collection « Médecines d'Asie – Savoirs & Pratiques » accueille :

- des ouvrages didactiques, sous forme d'abrégés, destinés aux médecins et aux sages-femmes préparant le Diplôme interuniversitaire d'acupuncture, aux enseignants, aux kinésithérapeutes pratiquant les massages chinois, aux praticiens participant à des formations continues, ainsi qu'aux enseignants et aux étudiants intéressés par les médecines asiatiques ;
- des ouvrages de synthèse s'adressant principalement aux enseignants de médecine chinoise, aux chercheurs et aux acupuncteurs, mais aussi, en fonction du sujet traité, à des hospitalo-universitaires, des biologistes, des pharmacologues, des médecins généralistes et spécialistes, des kinésithérapeutes formés aux massages indiens et chinois, des phytothérapeutes. Chacun des volumes de cette série sera consacré à une pathologie ou à un sujet particulier, défini soit sous l'angle occidental (gynécologie, obstétrique, maladies cardio-vasculaires, etc.), soit sous l'angle des pratiques traditionnelles (Maladies du « vent », Maladies du « froid » [...]), soit sous l'angle technique (phytothérapie, moxibustion, auriculothérapie, massages, etc.) ;
- des ouvrages de références conçus pour les praticiens mais recommandés aussi à tous ceux qui étudient, enseignent et pratiquent des thérapeutiques asiatiques : dictionnaires, atlas, ouvrages de pharmacopée, livres de recettes, traductions de traités médicaux sanskrits, chinois, persans, arabes [...]

Guy Mazars est historien et anthropologue de la Santé. Ancien Secrétaire général du Centre européen d'Histoire de la médecine (1978-1998) et chercheur à l'Université Louis Pasteur de Strasbourg, il a enseigné à l'École pratique des hautes études, à Paris (Sorbonne, de 1983 à 1998) et dans plusieurs établissements universitaires en France et à l'étranger. Membre correspondant de l'Académie des Sciences de Lyon et Président de la Société européenne d'ethnopharmacologie <http://ethnopharma.free.fr>, il est surtout connu pour ses travaux sur les Médecines et les Pharmacopées traditionnelles de l'Asie. Il a publié notamment *Les Médecines de l'Asie* (en collaboration avec P. Huard et J. Bossy, Paris, Seuil, 1978, traduit en espagnol, italien et japonais), *La Médecine indienne* (Paris, PUF, 1995, traduit en anglais et en roumain) et de nombreux articles. C'est en 1984 qu'il a fondé la Société des études ayurvédiques <http://ayurveda.france.free.fr>, dont il est le Président. Il a aussi développé l'enseignement et la recherche en Ethnomédecine à l'Université Marc Bloch de Strasbourg <http://ethnomedecine.free.fr>.

Dans la même collection :
Déjà paru :
- *Une introduction à la médecine traditionnelle chinoise. Le corps théorique* Marc Sapriel et Patrick Stoltz, *septembre 2006*
- *Nez, Gorge, Oreille en médecine traditionnelle chinoise* Bernard Cygler, *septembre 2006*
- *L'esprit de l'aiguille. L'apport du Yi Jing à la pratique de l'acupuncture* Michel Vinogradoff, *septembre 2006*
- *Auriculothérapie. Acupuncture auriculaire* Yves Rouxeville, Yunsan Meas et Jean Bossy, *juillet 2007*

Autres ouvrages sur les médecines asiatiques aux Éditions Springer :
Yang Xinrong (Ed.) *Traditional Chinese Medicine. A Manual from A-Z. Symptoms, Therapy and Herbal Remedies*, Springer-Verlag, Berlin, Heidelberg, New York, 2003, II- 660 p.
Khare CP (Ed.) Indian Herbal Remedies. Rational Western Therapy, Ayurvedicand Other Traditional Usage, Botany. With 255 Figures. Springer-Verlag, Berlin, Heidelberg, New York, 2004, X-524 p.

Préface

L'excellente synthèse que nous offre Sylvain Mazars apporte des éclairages non seulement sur le bouddhisme ancien, mais aussi sur l'histoire des cultures, des religions et de la médecine. Ainsi, chercheurs, philosophes, historiens, médecins, prêtres ou ministres des diverses religions y trouveront chacun matière à penser.

Quand on considère l'existence de nos lointains ancêtres, il est frappant de constater que la mobilité, la marche et la recherche caractérisent leur mode de vie : recherche de l'autre, du groupe, de la nourriture, des plantes qui guérissent mais surtout celle de l'eau. C'est en effet à travers elle que passent toutes les routes qu'ils ont parcourues : route du Nil, route du Gange ou de l'Indus, ou celle du Sinaï. Or les chemins du Sahel, les fontaines et les fonts ou bains baptismaux, les chemins des terres eurasiennes sont souvent désertiques. C'est donc là que les bouddhistes ont su prévoir les souffrances des autres et implanter le long des routes de petites oasis où poussaient les plantes médicinales et alimentaires, pour que ne meurent ni de faim ni de soif ou de maladie ceux qui étaient à la recherche des nourritures substantielles et spirituelles, de l'eau et des plantes médicinales... Elles sont l'œuvre probable des *Boddhisattva*, qui ont choisi de rester sur Terre pour aider les autres dans la lutte contre la souffrance, alors qu'une teinte d'égoïsme caractérise la démarche de ceux qui cherchent simplement à atteindre pour eux-mêmes le *nirvāṇa*.

Le bouddhisme ancien tel que nous le regardons porte les reflets de la médecine traditionnelle indienne. Pour autant, est-ce la maladie et le malade qui ont fait naître le bouddhisme ? Est-ce la médecine indienne primitive qui a « insufflé » l'existence de Bouddha ? Lui-même est-il à l'origine de la médecine ayurvédique et de la philosophie bouddhique ? La médecine religieuse, la médecine des plantes vont-elles conduire à l'illumination ? Le chercheur qui s'interroge ainsi endosse un rôle d'éclaireur pour tracer de nouvelles voies de réflexions.

Car écrire un livre, c'est écrire pour les autres ; pour offrir une nourriture spirituelle, pour abreuver tous ceux qui ont soif de savoir, de sacré et de silence, car il faut savoir écouter et se taire pour qu'apparaissent la lumière et l'amour des déités ou des bouddha. Trouverons-nous un jour le bouddha de la médecine dans la luminosité du désert ? De l'autre côté de la route peut-être.

Jean Bossy
Professeur honoraire à la Faculté de médecine de Montpellier-Nîmes

Avant-propos

Dans les milieux de l'indologie, on sait depuis longtemps qu'il a existé très tôt des rapports étroits entre le bouddhisme ancien et la médecine traditionnelle de l'Inde. Les historiens de la médecine indienne et les spécialistes du bouddhisme connaissent bien cette relation. Mais ils n'ont fait qu'effleurer le sujet dans des travaux éparpillés et qui n'abordent pas tous les aspects de la question. L'étude de Sylvain Mazars publiée par les éditions Springer comble donc une importante lacune.

L'ouvrage le plus complet est celui de Jyotir Mitra, *A Critical Appraisal of Āyurvedic Material in Buddhist Literature...* que Sylvain Mazars signale dans l'excellente bibliographie critique qui complète et enrichit son étude. En effet, Jyotir Mitra a répertorié tous les passages des textes de la littérature bouddhique ancienne en langue pāli contenant la moindre référence à la médecine. Cependant, comme le note Sylvain Mazars, « bien que ce répertoire paraisse effectivement assez complet, il souffre d'un tel nombre de coquilles typographiques qu'il en devient totalement inutilisable ».

Au contraire, la remarquable synthèse que nous livre Sylvain Mazars est construite sur des bases philologiques et historiques solides. L'auteur est remonté aux sources. Son érudition et ses connaissances approfondies sur le sujet se manifestent dans chaque page d'un ouvrage qui fera date. En outre, son livre présente la particularité de pouvoir se lire de plusieurs façons car chaque chapitre constitue une véritable monographie indépendante. Le meilleur exemple est le chapitre 3, qui est un exposé concis et fort bien documenté des éléments d'éthique bouddhique qui ont conditionné la pratique médicale, comme la conception de la mort ou la doctrine de la compassion.

Par ailleurs, dans l'ouvrage cité, Jyotir Mitra se limite aux textes du canon pāli, négligeant des textes bouddhiques sanskrits dont il soulignait pourtant l'intérêt quelques années plus tôt (voir la bibliographie commentée), en particulier le *Divyāvadāna*, qui atteste l'existence d'essais cliniques sur des cobayes humains à date ancienne dans l'Inde. Sylvain Mazars nous offre une traduction française du passage le plus intéressant de ce recueil du point de vue éthique.

Il est à espérer que d'autres jeunes chercheurs s'engagent, comme Sylvain Mazars, dans l'exploration des multiples aspects de la médecine traditionnelle de l'Inde. L'un de ces aspects est la relation du savoir médical indien avec la tradition de la médecine arabe savante. Les échanges entre ces deux médecines sont très anciens. C'est vraisemblablement à la notoriété qu'elle avait acquise en Perse, avant l'islamisation, que la médecine indienne doit d'avoir été activement étudiée au début de la formation de la médecine arabe.

Certains traités médicaux d'origine indienne ont été transmis au Moyen Âge islamique par l'intermédiaire d'une première traduction persane, suivie d'une traduction en arabe. À côté de cette tradition qui va du sanskrit au pahlavi puis à l'arabe, il existe une voie directe du sanskrit à l'arabe, liée à la présence de nombreux médecins indiens attachés à la cour 'abbasside de Bagdad, qui prenaient naturellement part à la vie intellectuelle de cette communauté. Ainsi, c'est sous le règne du fameux calife Hârun al-Rashid (786-809) que le célèbre traité de chirurgie ayurvédique de Suśruta a été traduit en arabe.

Un des plus anciens traités de médecine en langue arabe, le *Firdaws al-Hikma* (ca 850), d'Alî Ibn Sahl al-Tabarî, témoigne de la présence de la médecine indienne dans la pratique médicale de l'époque. Dans ce traité, fondé sur la médecine d'Hippocrate et de Galien, al-Tabarî mentionne des médicaments et des recettes indiens, et, dans un appendice, il expose le système de l'Âyurveda en s'appuyant sur les grands corpus médicaux sanskrits de Caraka, Suśruta, Vāgbhata et Mādhava.

Au XIe siècle, Ibn Butlan de Bagdad, dans son *Taqwim al-Sihha*, un traité de médecine préventive, se réfère abondamment au médecin Shark al-Hindi (Caraka l'Indien). Dans le chapitre XII de son '*Uyûn al-Anba fî Tabakât al-atiba*', Ibn Abî Ushaybi'a (1194-1270) dresse la biographie de six médecins indiens devenus célèbres en terre d'Islam. L'élargissement considérable de l'aire géographique couverte par l'empire islamique, lié à l'expansion musulmane, explique la grande richesse et la remarquable variété de la botanique et de la pharmacopée arabes du Moyen Âge islamique. On y relève bon nombre de plantes et de substances médicamenteuses dont les noms arabes sont directement ou indirectement – par l'intermédiaire du pahlavi – dérivés du sanskrit, ce qui prouve leur origine indienne. À titre d'exemple, le *Kitab al-sunun* (Livre des poisons), rédigé en sanskrit au IVe siècle avant J.-C., fut traduit en pahlavi puis en arabe. L'ouvrage enrichit la pharmacopée arabe d'éléments purement indiens qui s'ajoutèrent à la pharmacopée gréco-arabe déjà existante.

Adoptée par les populations musulmanes de l'Inde et du Pakistan, la médecine arabe a connu, dans ces lointaines contrées, des développements nouveaux. Elle s'y est répandue sous le nom de Tibb-i yûnânî, « médecine *yūnānī* » (littéralement « médecine ionienne », en raison de ses nombreux emprunts à la médecine grecque). Traitant de cette médecine, il existe une immense littérature qui a été négligée par les historiens. Elle nous éclaire pourtant sur l'aspect syncrétiste de la médecine *yūnānī*, qui fait à la fois son originalité et son intérêt.

Hossam Elkhadem
Professeur d'histoire des sciences arabes à l'Université libre de Bruxelles

Sommaire

Introduction

Les spécialistes du bouddhisme et les historiens de la médecine indienne n'ont pas manqué de relever les étroites relations entre le bouddhisme et la médecine, et de souligner leurs buts communs. Voici ce qu'on pouvait lire en 1995 dans le *Journal of Buddhist Ethics*, édité sur Internet : « It has not gone unnoticed that the Buddhist aim of eliminating suffering coincides with the objectives of medicine[1]. » Pourtant les fréquentes allusions à l'art de guérir dans les sources bouddhiques, si elles ont également été remarquées, n'ont pas reçu toute l'attention méritée, comme le soulignait S. Lienhard en 1979 : « Our information could be increased considerably, if proper attention were also paid to the oldest texts of the Buddhist Canon of the Pāli recension, which unfortunately, have hitherho been somewhat neglected in studies on medicine[2]. »

Dans ces allusions à l'art de guérir dans les textes bouddhiques, certains auteurs ont voulu voir la preuve d'une influence de la médecine de l'Inde ancienne sur le bouddhisme naissant. D'autres ont considéré, au contraire, que c'est le bouddhisme qui a exercé une influence sur l'art médical. On a même avancé l'hypothèse de l'existence d'une doctrine médicale propre au bouddhisme et qui aurait marqué le développement de l'Āyurveda[3]. La médecine traditionnelle tibétaine actuelle en serait l'héritière. L'engouement des Occidentaux pour le bouddhisme tibétain, les déclarations et les écrits du Dalaï Lama ont contribué pour une grande part à l'intérêt du grand public pour cette médecine.

En réalité, la question des influences réciproques du bouddhisme et de la médecine n'a pas encore été réellement étudiée. C'est ce qu'écrivait en 1998 D. Wujastyk : « It is clear that Buddhism and āyurveda have influenced each other, though determining the full extent of these influences is still a matter for research[4]. » Il s'agit donc ici de tenter une synthèse et une analyse des données actuellement disponibles sur les rapports entre le bouddhisme des origines et la médecine pratiquée en Inde à cette époque.

Il convient de rappeler avant tout les fondements du bouddhisme originel et ceux de la médecine dans l'Inde ancienne, de même que leurs sources respectives, des plus anciennes (débuts du bouddhisme) jusqu'à la conquête du Sind par les musulmans au début du VIIIe siècle (chapitre, « Le bouddhisme ancien » et chapitre, « La médecine dans l'Inde antique ») Il s'agit de la littérature bouddhique en pāli et en sanskrit, et des témoignages de pèlerins d'une part ; des plus anciens traités médicaux indiens parvenus jusqu'à nous, d'autre part. À cet égard, nous citerons autant que possible les traductions françaises quand elles existent, et à défaut, les traductions anglaises, tout en privilégiant les plus pertinentes, notamment du point de vue des terminologies médicale et philosophique. C'est justement l'objet du chapitre, « L'éthique bouddhique », que d'exposer les éléments d'éthique bouddhique qui ont conditionné la pratique médicale, comme la conception de la mort ou la doctrine de la compassion.

Le chapitre, « La médecine dans la littérature bouddhique », est consacré à la présentation et à l'analyse des connaissances médicales théoriques et pratiques attestées au sein de la communauté bouddhiste des origines : allusions aux différentes branches de la médecine, références à des éléments de la doctrine médicale, exemples de traitements médicaux et chirurgicaux, matière médicale, mais aussi pratiques magico-religieuses.

Dans le chapitre, « Le bouddhisme : une doctrine médicale ? », sont présentées et discutées les données sur lesquelles plusieurs auteurs se sont fondés pour soutenir que le bouddhisme a été influencé, dès ses débuts, par les anciennes conceptions de la médecine indienne. En particulier, pour ces auteurs, les « quatre vérités » du bouddhisme seraient un emprunt à la médecine indienne. Le chapitre « L'éthique bouddhique à l'origine d'une médecine spécifique ? », à travers le rôle de la notion de *karman* dans la maladie, examine la thèse inverse, selon laquelle l'éthique du Bouddha serait à l'origine d'une médecine nouvelle, spécifiquement bouddhiste.

À la lumière de ces deux thèses, le chapitre, « De l'éthique à la pratique » s'interroge sur la nature réelle des relations entre le bouddhisme et la médecine en Inde. Il s'agit de souligner non seulement les convergences entre la doctrine bouddhique et la médecine, mais aussi leurs incompatibilités théoriques ou pratiques. Quelles sont les raisons qui peuvent expliquer l'intérêt que le bouddhisme a manifesté, tout au long de son histoire, pour l'ancien système médical hindou que constitue l'Āyurveda ? Enfin, le chapitre, « Dimension sociale de la pratique médicale dans le bouddhisme » expose les conséquences de cet intérêt sur le développement et la diffusion de l'Āyurveda à la faveur de l'expansion bouddhiste.

Deux problèmes de terminologie doivent être résolus avant d'aller plus loin. Le premier se rapporte à notre conception de la réalité religieuse de l'Inde ancienne. Les notions de védisme, de brahmanisme ou d'hindouisme se révèlent très commodes lorsqu'il s'agit de distinguer les différentes phases de l'évolution du *Sanatāna-dharma* (la « loi éternelle »), nom donné par les Indiens eux-mêmes au système religieux de l'Inde pré-bouddhique. Mais afin de l'appréhender dans sa globalité tout en le distinguant du bouddhisme, nous utiliserons le mot « hindouisme » comme terme générique.

Le second problème de terminologie concerne la définition de la notion de « médecine traditionnelle de l'Inde », qui recouvre une réalité plus large que le seul Āyurveda. L'Inde ancienne a connu d'autres systèmes médicaux, comme la médecine des Siddha, pratiquée surtout dans le Tamil Nadu. Si cette tradition doit à l'Āyurveda une bonne part de ses principes généraux, elle présente aussi des aspects originaux, notamment dans l'examen du pouls, inconnu en Āyurveda jusqu'au VIIIe siècle. Cependant, même si le bouddhisme n'a pas ignoré la médecine des Siddha, c'est essentiellement l'Āyurveda qui fut pratiqué dans les communautés de moines bouddhistes. Quant à la médecine gréco-arabe, introduite en Inde plus tardivement (XIIe siècle) sous le nom de médecine *yūnānī* (« ionienne »), son développement coïncide précisément avec le déclin du bouddhisme en Inde, limitant de la sorte leurs rapports mutuels. C'est dans cette mesure seulement que l'Āyurveda et la « médecine traditionnelle de l'Inde » seront confondus ici.

Notes

1 Hughes JJ, Keown D, "Buddhism and Medical Ethics : A Bibliographical Introduction", p. 1.

2 Lienhard S, "Remarks on the Early History of Indian Medical Terminology", p. 10.

3 Cf. par exemple J. Jolly en 1901 : "Besides, the whole-hearted reception of the Indian medicine in Tibet leads to conclude the existence of a buddhistic medicine in India", Jolly J, *Indian Medicine*, p. 19. En 1994, T. Clifford réemployait cette expression de « médecine bouddhique » : Clifford T, *Tibetan Buddhist Medicine and Psychiatry* [...], p. 38.

4 Wujastyk D, *The Roots of Ayurveda* [...], p. 4-5.

Note sur la transcription du sanskrit et du pāli

u se prononce ou.
ā, ī, ū : a long, i long, ou long.
e se prononce é.
ai, au se prononcent aï, aou.
g est toujours dur (comme dans guide).
c se prononce tch.
j se prononce dj.
ṛ se prononce comme le groupe er des finales germaniques ou encore comme r roulé suivi d'un i très bref.
ñ, palatal, se prononce gn (comme dans Espagne).
ṅ, guttural, se prononce comme dans l'anglais being.
ṭ, ḍ, ṇ sont rétroflexes.
s est toujours dur (rasa « suc », « essence » se prononce raça).
ṣ se prononce ch.
ś équivaut au ch de l'allemand ich.
ṃ nasalise la voyelle qui précède.

Abréviations utilisées

A. : *Aṅguttaranikāya*.
Ahs : *Aṣṭāṅgahṛdayasaṃhitā* de Vāgbhaṭa.
As : *Aṣṭāṅgasaṃgraha* de Vāgbhaṭa.
AV : *Atharvaveda*.
BC : *Buddhacarita* d'Aśvaghośa.
BG : *Bhagavad-Gītā*.
CS : *Carakasaṃhitā*.
CV : *Cullavagga* du *Vinayapiṭaka*.
D. : *Dīghanikāya*.
Div. : *Divyāvadāna*.
DP : *Dhammapada*.
HS : *Hārītasaṃhitā*.
J. : *Jātaka*.
Lv : *Lalitavistara*.
M. : *Majjhimanikāya*.
Mbh : *Mahābhārata*.
Mil. : *Milindapañha*.
Mkv : *Mahākarmavibhaṅga*.
MV : *Mahāvagga* du *Vinayapiṭaka*.
PM : *Prāṭimokṣa*.
PTS : Pāli Text Society.
S. : *Saṃyuttanikāya*.
SBE : Sacred Books of the East.
Sn : *Suttanipāta*.
SP : *Saddharmapuṇḍarīka*.
SS : *Suśrutasaṃhitā*.
Ud. : *Udāna*.
VM : *Visuddhimagga* de Buddhaghosa.

Le bouddhisme ancien

Rappels sur le Bouddha et son enseignement

La vie du Bouddha et la communauté bouddhique

Le Bouddha naît à Lumbinī, près de Kapilavastu, vers 560 avant J.-C., selon la chronologie la plus fréquemment admise. Il est le fils de Śuddhodana, roi de Kapilavastu, et de Mahā Māyā. Sa naissance s'accompagne de prodiges. Tandis qu'il sort du flanc de sa mère, un vieux sage du nom d'Asita prédit que l'enfant atteindra l'illumination. Le futur Bouddha reçoit le nom de Siddhārtha (« celui qui a réalisé son but »), mais il peut parfois être désigné sous les noms de Gautama (son nom patronymique), Sākyamuni (« sage issu de la tribu des Sākya ») ou *Tathāgata* (« le Bienheureux », « le Parfait »). Ce n'est qu'après l'illumination qu'il devient le Bouddha (« l'Éveillé », « l'Illuminé »). Son père prend en charge son éducation et tente d'écarter de la vie de son fils tout ce qui pourrait obscurcir son bonheur. C'est pourquoi il lui cache toutes les choses désagréables et l'attache à la vie de cour en le mariant à Gopā. Siddhārtha et Gopā ont un fils, Rahula, qui semble attacher un peu plus le futur Bouddha à sa vie de palais.

Mais l'épisode des quatre rencontres ruine les projets de Śuddhodana en déclenchant la vocation de son fils. En effet, Siddhārtha sort un jour du palais et rencontre tour à tour un vieillard, un malade, un mort et un moine mendiant. Dès lors, il prend conscience de la souffrance humaine, et entrevoit en même temps, en la personne du moine, un premier moyen de s'en affranchir. À l'âge de 29 ans, il décide donc de devenir moine. C'est l'épisode du « grand départ ». Insatisfait de l'enseignement des brahmanes, il décide de suivre sa propre voie. À Gayā, en compagnie de cinq disciples, il se livre à des expériences ascétiques très dures, mais s'aperçoit très vite de la vanité de telles pratiques et part à la recherche de la « voie moyenne ». C'est ainsi qu'à 35 ans, Siddhārtha s'installe à Bodh-Gayā, à l'ombre d'un figuier où, assis dans la posture du lotus, il atteint l'éveil devenant ainsi le Bouddha. Il obtient la révélation suprême des « quatre saintes vérités » mais décide de retarder son accession au *nirvāṇa*, afin de former et d'instruire des disciples.

Après le « Sermon de Bénarès », où il retrouve et convertit ses cinq premiers disciples, commence pour le Bouddha une période de prédication itinérante dans la vallée du Gange. De nombreux laïques se convertissent après avoir écouté le Bouddha. Des gens très riches, comme l'était le Bouddha dans sa jeunesse, mais aussi les gens les plus humbles. La communauté ne connaît aucune distinction de caste dans son recrutement. Le Bouddha précise le rituel d'entrée dans la communauté, dont la célèbre formule des trois joyaux, « Je fais mon refuge dans le Bouddha, dans la loi et dans la communauté », (*namo buddhāya*, *namo dharmāya*, *namo samghāya*) et établit les règles pratiques et spirituelles de la communauté des moines. C'est à l'issue d'un dernier repas offert par le forgeron Śunda à la communauté, que le Bouddha tombe malade et finit par mourir, à l'âge de 80 ans, non sans avoir énoncé un dernier enseignement à ses disciples : « Tous les éléments de l'être sont transitoires. Travaillez à votre salut avec soin. »

Les « quatre saintes vérités »

Le point de départ de la doctrine bouddhique, énoncé dans les « quatre saintes vérités » concerne la notion de douleur (*duhkha*), dont il faut s'affranchir. L'analogie avec la médecine est, ici, déjà évidente. L'abolition de la douleur est également l'une des raisons d'être du médecin. Voici les termes dans lesquels le Bouddha a exprimé les quatre vérités lors du sermon de Bénarès : première vérité : « Voici, ô moines, la vérité mystique sur la douleur : la naissance est douleur, la maladie est douleur ; la mort est douleur, l'union avec ce qu'on déteste est douleur, la séparation d'avec ce qu'on aime est douleur, l'impuissance à obtenir ce que l'on désire est douleur. En résumé, les cinq agrégats d'appropriation sont douleur. » Ainsi, le critère de la douleur est l'impermanence des choses – tout état de plaisir a une fin – de même que leur inconsistance – même l'être n'est qu'une combinaison instable de cinq « agrégats » (*skandha*) : la forme (*rūpa*), la sensation (*vedanā*), la perception (*samjñā*), les forces instinctives (*samskāra*) et la conscience (*vijñāna*).

Deuxième vérité : « Voici encore, ô moines, la vérité mystique sur l'origine de la douleur : c'est la soif qui conduit de naissance en naissance, accompagnée de jouissance et d'attraction (*rāga*), qui cherche satisfaction ici et là : soif des plaisirs des sens, soif de l'existence, soif du devenir et soif du non-devenir. » Le point intéressant réside en ce que ce sont à la fois la soif de possession et la soif même de l'existence que le Bouddha considère comme origines de la douleur.

Troisième vérité : « Voici encore, ô moines, la vérité mystique sur la suppression de la douleur : c'est l'arrêt complet de cette soif, la non-attraction, le renoncement, la délivrance le détachement (*anālaya*). » La douleur cesse, dit le Bouddha, par l'extinction du désir qui en est la cause. C'est un authentique diagnostic de médecin. Or l'extinction du désir correspond à l'atteinte du *nirvāṇa*.

Quatrième vérité : « Voici encore, ô moines, la vérité mystique sur le chemin qui conduit à l'arrêt de la douleur : c'est le chemin mystique à huit membres qui s'appelle vue juste, intention juste, parole juste, action juste, mode de vie juste, effort juste, vigilance ardente et juste, et juste *samādhi.* » (MV I, 6)[1] L'octuple chemin se divise en trois principes : la sagesse ou connaissance (*paññā*) – vue juste, intention juste –, la moralité (*śīla*) – parole juste, action juste, mode de vie juste – et la discipline mentale (*samādhi*) – effort juste, vigilance juste, concentration juste. Il s'agit en fait de la « voie moyenne », prescrite par le Bouddha dans l'intention d'éviter la démesure. Ainsi les principes de moralité concernent-ils les moyens de mettre en pratique cette voie moyenne : interdiction du mensonge (parole juste), non-violence ou doctrine de l'*ahiṃsā* (action juste), moyens d'existence honnêtes (interdits concernant certains métiers, jugés infamants, certaines nourritures, jugées impures, tout comme elles pourraient l'être au regard de la médecine).

Les sources du bouddhisme ancien en tant que sources médicales

Littérature canonique

Après la mort du Bouddha, en 480 avant J.-C., un concile de cinq cents moines se réunit près de Rājagriha où le canon de l'« ancienne école de sagesse » est déterminé. La branche des *Theravādin* (« voie des anciens ») rédige un canon en pāli, tandis que les *Sarvāstivādin* (« voie de ceux qui professent la réalité de toutes choses ») rédigent le leur en sanskrit. Cent ans après environ se tient un second concile à Vaisālī, en vue de condamner l'hérésie du *Mahāsāṅghika* (« grande communauté »), précurseur de l'école *Mahāyāna*. Enfin, en 245 avant J.-C., le roi Aśoka (268-226) organise un troisième concile dans sa capitale, Pātaliputra. Le texte définitif du canon pāli des *Theravādin* y est présenté.

Il est divisé en « trois corbeilles » (*Tipiṭaka*, skr. *Tripiṭaka*) :

- Le *Vinayapiṭaka* concerne la discipline monastique. Il contient :
  - le *Pāṭimokkha* sur la confession publique des péchés,
  - le *Mahāvagga* et le *Cullavagga*, qui traitent des prescriptions quotidiennes. Ces deux livres comportent de très nombreuses informations sur la médecine, surtout le *Mahāvagga*, en ses chapitre VI, « Sur les médicaments », et VIII, ce dernier relatant en détail la vie du chirurgien Jīvaka,
  - le *Suttavibhaṅga*, qui est un commentaire des péchés,
  - le *Parivāra*, une sorte de catéchisme.
- Le *Suttapiṭaka*, compilation de prédications doctrinales du Bouddha, est composé de cinq collections :
  - le *Dīghanikāya*, collection des textes longs,
  - le *Majjhimanikāya*, collection des textes moyens. Ce recueil contient entre autres le *Mahākammavibhaṅga*, qui est une classification des actes. Il en existe une version sanskrite du XVe siècle, qui, en France, fut étudiée par Sylvain Lévi,

- le *Saṃyuttanikāya*, collection variée,
- l'*Aṅguttaranikāya*, collection numérotée,
- le *Khuddakanikāya*, collection mineure. Un certain nombre de textes de ce dernier livre contiennent de précieuses informations d'ordre médical. Le *Dhammapada* en fait partie, de même que l'*Udāna*, recueil de courts récits édifiants, le *Suttanipāta*, les *Jātaka*, récits des 547 vies antérieures du Bouddha, et le *Niddesa*, commentaire du *Suttanipāta*. L'intérêt du *Khuddakanikāya* pour l'étude de la médecine ne doit néanmoins pas faire oublier que les quatre premières collections du *Suttapiṭaka* comportent, elles aussi, quelques informations médicales.

– L'*Abhidhammapiṭaka* mélange les textes de discipline et de doctrine qui ne sont pas intégrés aux deux premières corbeilles. Il consiste en une compilation de sept ouvrages métaphysiques, pauvres en allusions à la médecine sauf le deuxième, le *Vibhaṅga*, qui montre une conception des fonctions vitales similaire à celle des textes médicaux sanskrits.

La version du *Tripiṭaka* des *Sarvāstivādin* en sanskrit est quant à elle perdue. Mais le *Tripiṭaka* n'est pas le seul canon bouddhiste. En effet, sous l'égide du roi Kaniṣka (78-110) s'est déroulé un quatrième concile. Ce concile marque l'avènement de la nouvelle école de sagesse, autoproclamée « Grand Véhicule » (*Mahāyāna*), tandis que l'ancienne école est qualifiée péjorativement de « Petit Véhicule » (*Hīnayāna*). Les « mahāyānistes » considèrent le *Tripiṭaka* comme incomplet. Il y manque les révélations que le Bouddha aurait faites à un petit nombre d'initiés. En outre, ils proclament une éthique nouvelle, dans laquelle ils ne cherchent plus à échapper au cycle des renaissances, ce qui est égoïste, mais à aider les autres à y parvenir. La figure idéale du *Mahāyāna* n'est donc plus l'*Arhat* (celui qui atteint l'éveil), trop préoccupé par son *nirvāṇa* personnel, mais le *Boddhisattva*, Bouddha en puissance, qui renonce au *nirvāṇa* pour aider les hommes, par compassion pour le monde. Le *Mahāyāna* se veut ainsi plus proche du discours originel du Bouddha, discours de compassion et non d'égoïsme. Mais le *Boddhisattva* finit par devenir un intercesseur vers le *nirvāṇa*. Autrement dit, il peut aider au salut, alors qu'en principe, celui-ci est personnel, lié uniquement aux actes et au bon *karman*. Les textes les plus importants du *Mahāyāna*, en sanskrit, sont le *Lalitavistara*, vie légendaire du Bouddha, et le *Saddharmapuṇḍarīka* ou « Lotus de la bonne loi ». Tous deux font fréquemment référence à la médecine.

Littérature extracanonique

Il existe toute une littérature bouddhique extracanonique, riche en données médicales. Elle contient des textes d'origines et de natures très diverses. Le *Milindapañha* (« Questions de Milinda »), en pāli, d'époque Śuṅga (187-75 av. J.-C.) relate une discussion sur la doctrine du Bouddha entre le sage bouddhiste Nāgasena et le roi Milinda (Ménandre Ier de Bactriane), à la manière de Platon dans les dialogues de Socrate. Il s'agit d'un véritable abrégé du bouddhisme, même si le texte s'éloigne parfois du canon. Milinda demande au sage de lui expliquer la doctrine et éventuellement les contradictions du bouddhisme. Le sage lui répond souvent par des comparaisons. Certaines d'entre elles sont d'ordre médical et ont d'autant plus de valeur que Milinda passe pour avoir étudié la médecine, parmi les dix-huit disciplines nécessaires à sa formation de roi (Mil. I, 9).

On peut également citer comme littérature bouddhique extracanonique le *Divyāvadāna*, texte sanskrit d'époque indéterminée (peu av. ou ap. J.-C.), la *Buddhacarita* en sanskrit d'Aśvaghosa, qui fut l'un des présidents du concile bouddhique de Kaniṣka (78-110 ap. J.-C.), de même que le *Visuddhimagga* (« chemin de pureté ») de Buddhaghosa, en pāli, qui remonte à la deuxième moitié du IVe siècle de notre ère. Le *Visuddhimagga* développe des connaissances très poussées en anatomie. Quant au *Mahāvaṃsa*, la grande chronique de Ceylan, il constitue une source intéressante sur la médecine dans la mesure où il couvre une assez large période.

Enfin, les récits de voyage des pèlerins bouddhistes chinois en Inde sont à considérer également comme sources bouddhiques non canoniques, très utiles pour l'étude des relations entre le bouddhisme et la médecine. Le pèlerin Fa Xian (337-422), qui voyagea en Inde de 399 à 414, rédigea un compte-rendu de son voyage, le *Fo Kouo Ki* (« Rapport sur le pays du Bouddha »). Mais il s'est peu intéressé à la médecine. Le pèlerin Xuan Zang (596-664) voyagea en Inde de 629 à 645. En 648, il rédigea lui aussi le récit de son voyage, le *Da Tang Xiyuji* (« Mémoire sur les contrées occidentales à l'époque des Tang »). Enfin, Yi Jing (635-713), en Inde de 671 à 695, rédigea deux mémoires. Le premier, le « Mémoire [...] sur les religieux éminents qui allèrent chercher la Loi dans les pays d'Occident », n'est en fait qu'une compilation de biographies de soixante autres pèlerins de son époque, sans grand rapport avec la médecine. Mais le second, le « Mémoire sur la loi intérieure envoyé des mers du Sud », écrit lors de son retour en Chine par bateau, contient un nombre non négligeable d'informations ou de références d'ordre médical. Le chapitre 4 développe des considérations sur l'hygiène et la diététique, le chapitre 8, sur les aliments purs et impurs, le chapitre 18, sur les soins de la bouche, et le chapitre 23, sur les fonctions naturelles. Quant aux chapitres 27, 28, et 29, entièrement consacrés à la médecine, ils s'intitulent respectivement : « Les symptômes corporels de la maladie », « Les règles du traitement médical » et « Interdiction des traitements médicaux douloureux »[2].

Sources secondaires

Les sources archéologiques ne sont pas à négliger, même si la portée des données qu'elles peuvent fournir demeure très limitée, comparée aux textes. On peut citer les sources épigraphiques que constituent les édits d'Aśoka (268-226 av. J.-C.), sur rocher ou sur colonne. Ils offrent des informations datées précisément en fonction des années de règne du roi, dont certaines concernent des fondations d'hôpitaux. Les fouilles de sites bouddhistes révèlent quant à elles les vestiges de quelques établissements médicaux, mais aussi quelques ustensiles.

Notes

1 Silburn L, Le Bouddhisme, p. 37.

2 « On symptoms of bodily illness », « Rules on giving medicine », et « Hurtful medical treatment must not be practiced » dans la traduction anglaise de J. Takakusu (cf. bibliographie).

La médecine dans l'Inde antique

Les sources de l'Āyurveda

Origines de l'Āyurveda

Dès l'époque des *Veda*, la physiologie indienne repose sur la circulation de « souffles » organiques. Cette physiologie de type pneumatique dominera par la suite la médecine indienne classique. Le *Ṛgveda* et l'*Atharvaveda* contiennent la mention fréquente de cinq souffles distincts[1]. La plupart des maladies citées dans les *Veda* sont difficiles à identifier. Elles sont surtout connues par les formules de l'*Atharvaveda* destinées à les combattre. À l'époque védique, leurs causes sont essentiellement vues comme magiques. Les maladies sont la conséquence d'une infraction au *ṛta*, l'ordre du monde cosmique et moral, et l'œuvre de divinités offensées. Toute infraction au *ṛta*, c'est-à-dire à la morale, a pour conséquence un désordre organique. La maladie est donc étroitement liée au péché.

Le caractère magique de la nosologie védique a pour corollaire évident le caractère également magique de la thérapeutique. Celle-ci se fonde sur l'idée que la toute-puissance divine, capable de provoquer la maladie, peut tout aussi bien suspendre le mécanisme automatique de la rétribution des fautes. D'où la grande place, dans la thérapeutique védique, accordée aux formules, incantations et exorcismes. De plus, même si l'usage de plantes – donc de remèdes naturels et non magiques – à des fins thérapeutiques est attesté dans l'*Atharvaveda*, la plupart d'entre elles ne sont utilisées que comme ingrédients magiques et non comme véritables remèdes.

Ce n'est qu'après la période védique que la médecine indienne a commencé à se rationaliser pour devenir un système cohérent, l'Āyurveda ou « savoir sur la longévité ». Toutefois, les légendes rapportées par les textes médicaux sanskrits eux-mêmes font de l'Āyurveda un savoir révélé par Brahman et transmis par l'intermédiaire de Prajāpati, le premier homme, des Aśvin, les dieux jumeaux, et d'Indra[2]. Brahman l'aurait révélé sous la forme de huit articles (*aṣṭāṅga*), qui sont devenus par la suite, avec quelques variantes, les huit branches de l'Āyurveda : chirurgie générale ; oto-rhino-laryngologie et ophtalmologie ; thérapeutique générale ; toxicologie ; démonologie ; obstétrique et pédiatrie ; médecine tonifiante ; médecine des aphrodisiaques[3].

Les corpus médicaux

Les deux plus importants traités d'Āyurveda, la *Carakasaṃhitā* (« collection de Caraka ») et la *Suśrutasaṃhitā* (« collection de Suśruta »), remontent au début de l'ère chrétienne. La *Carakasaṃhitā* passe pour l'enseignement du sage Atreya Punarvasu, recueilli par son disciple Agniveśa et remanié par Caraka. Atreya l'aurait lui-même recueilli d'Indra, par l'intermédiaire du *ṛṣi* Bharadvāja[4]. De tous ces personnages, seul Caraka semble avoir une réalité historique. Un certain Caraka aurait en effet exercé la médecine à la cour du roi Kaniṣka (78-110 ap. J.-C.). Quant à la *Suśrutasaṃhitā*, la légende lui attribue un autre cheminement. Elle aurait été révélée par Indra au dieu Dhanvantari, qui l'aurait lui-même enseignée, sous la forme du roi de Bénarès Divodāsa, à un groupe de disciples, dont Suśruta. Un Nāgārjuna, que certains auteurs identifient au philosophe bouddhiste du même nom (Ier-IIe siècles ap. J.-C.), aurait remanié et complété la *Suśrutasaṃhitā*, y ajoutant un chapitre, l'*Uttaratantra*.

Suśruta, comme Caraka, s'est-il contenté de remanier un corpus beaucoup plus ancien ? Il ne faut pas oublier que les concepts de base de l'Āyurveda et une partie de sa pharmacopée existaient déjà à l'époque de l'*Atharvaveda*. Comme le remarque S. Lienhard, « the theoretical foundations of the Āyurveda seem to have been laid some time between the 7th and the 4th century B.C.[5] ». Quant à J. Mitra, il souligne la priorité des traités ayurvédiques sur les sources bouddhiques : « The Saṃhitās of Caraka, Suśruta, Bhela and Kāśyapa were definitely present in their original shape before the birth of Buddha[6]. »

Il existe d'autres traités classiques d'Āyurveda. La *Bhelasaṃhitā* dérive, comme la *Carakasaṃhitā*, de l'enseignement d'Atreya mais constitue une collection sans doute plus ancienne que la *Carakasaṃhitā*, Bhela ayant été, selon la tradition, un disciple direct d'Atreya. Quant à la *Hārītasaṃhitā* de la même époque, elle est l'œuvre de Hārīta, lui aussi disciple direct d'Atreya[7].

L'auteur le plus célèbre après Caraka et Suśruta est Vāgbhaṭa, auquel on attribue deux ouvrages de médecine, l'*Aṣṭāṅgasaṃgraha* et l'*Aṣṭāṅgahṛdayasaṃhitā*. Vāgbhaṭa aurait vécu au VIe ou VIIe siècle de notre ère, mais il faut tenir compte de l'opinion de certains orientalistes, qui distinguent deux Vāgbhaṭa : Vāgbhaṭa l'ancien, auteur de l'*Aṣṭāṅgasaṃgraha*, et Vāgbhaṭa tout court, son petit-fils, auteur de l'*Aṣṭāṅgahṛdayasaṃhitā*, ouvrage le plus utilisé des deux.

Un aspect de la personnalité de Vāgbhaṭa nous intéresse particulièrement, puisque plusieurs auteurs le considèrent comme bouddhiste. En effet, on trouve quelques références au bouddhisme dans ses deux ouvrages, comme cette prière au Bouddha : « Om ! Reverence to the Victorious One (*bhagavat*), the Medicine Master (*bhaiṣajyaguru*), the Cat's-eye-splendoured King, the Thus-gone One (*tathāgatā*), the Saint, the Fully Enlightened One (*buddhāya*)[8] ! » (As I, 27) L'*Aṣṭāṅgahṛdayasaṃhitā* contient en outre une référence aux trois poisons du bouddhisme, la luxure (*rāga*), l'ignorance (*moha*) et la haine (*dveṣa*) : « Reverence be (paid) to him, the unprecedented physician, who destroyed all diseases – (such as) lust etc. – perpetually clinging to (and) spreading over all bodies (the whole body), causing desire, ignorance, and ill-will[9]. » (Ahs I, I)

Mais on trouve autant d'allusions à l'hindouisme qu'au bouddhisme chez Vāgbhaṭa. Par exemple, la recommandation d'offrandes védiques contre une maladie[10] (As IV, 7), une prière aux Aśvins[11] (As VI, 50), une référence à la volonté typiquement hindoue de longue vie, par contraste avec la recherche du *nirvāṇa* dans le bouddhisme (Ahs I, I, 2), la mention de Brahman comme inventeur de la médecine (Ahs I, I, 3), une référence aux trois « objectifs de la vie » dans l'hindouisme, la vertu (*dharma*), le profit (*artha*) et l'amour (*kāma*) (Ahs I, II, 29). Il faut donc relativiser l'affirmation selon laquelle Vāgbhaṭa aurait été bouddhiste. On ne peut que supposer une certaine sympathie à l'égard du bouddhisme.

Un autre ouvrage, le *Yogaśataka* ou « centurie des formules », passe pour être l'œuvre d'un certain Nāgārjuna, probablement le Nāgārjuna qui a révisé la *Suśrutasaṃhitā*, mais pas forcément le grand docteur du bouddhisme du même nom auquel la tradition l'a identifié. Le débat autour de la singularité ou de la pluralité des Nāgārjuna a été très bien résumé par Jan Yun-Hua et il n'est pas question de s'y attarder[12]. Le problème n'ayant pas encore trouvé de solution, il serait hasardeux d'essayer de dater le *Yogaśataka* en fonction de ce que nous savons du Nāgārjuna bouddhiste.

Il reste tout de même un indice, le compte-rendu du pèlerin bouddhiste chinois Yi Jing, qui voyagea en Inde de 671 à 695 et qui parle, sans le nommer, d'un ouvrage « récent » abrégeant les huit articles de la médecine. De quel livre s'agit-il ? Alors que certains auteurs pensaient reconnaître Suśruta (Jolly, Mukhopādhyāya, Takakusu), Hoernle et Liétard voyaient plutôt l'*Aṣṭāṅgasaṃgraha* de Vāgbhaṭa, car il est effectivement récent par rapport à Yi Jing, ce qui n'est pas le cas de Suśruta, et surtout parce que son titre signifie littéralement « abrégé des huit articles ». Cependant, son plan ne les suit pas. Il semble donc plus probable que l'ouvrage mentionné par le pèlerin chinois soit en fait le *Yogaśataka* de Nāgārjuna, comme le pense Filliozat[13]. Le *Yogaśataka* est en effet le seul traité d'Āyurveda véritablement divisé suivant les huit articles de la médecine. C'est cette construction qui a pu frapper Yi Jing. Cela permettrait donc de dater le *Yogaśataka* du VIIe siècle.

À côté des grands traités classiques, il existe de nombreux commentaires – la *Carakasaṃhitā* a été commentée par Jejjaṭa (IXe siècle) et Cakrapāṇidatta (XIe) ; la *Suśrutasaṃhitā* par Bhoja, Jejjaṭa, Gayadāsa (XIe siècle) et Ḍalhaṇa (XIe-XIIe)[14] – ainsi que des traités plus tardifs, qui se contentent en général de reprendre les données de Caraka, Suśruta et Vāgbhaṭa. On peut citer le *Mādhavanidāna* (« Étiologie selon Mādhava ») de Mādhavakara au VIIIe siècle, le *Siddhayoga* (« Préparations parfaites ») de Vṛnda vers l'an 1000, le recueil de thérapeutique de Vaṅgasena (entre 1050 et 1100) et la *Śārṅgadharasaṃhitā* (XIII ou XIVe siècle)[15].

Enfin, il faut citer un texte anonyme, le manuscrit Bower, découvert à Kuchā, dans le Turkestan chinois, à la fin du XIXe siècle et daté du IVe ou Ve siècle de notre ère. Il est l'œuvre de quatre scribes, dont trois au moins étaient bouddhistes[16]. Ce manuscrit contient des sections sur certains remèdes naturels, comme l'ail, mais aussi des divinations et des incantations, notamment contre les morsures de serpent.

Les conceptions médicales anciennes

Le corps et les fonctions vitales selon l'Āyurveda

L'Āyurveda repose sur l'idée que le corps humain est composé des mêmes cinq éléments (*bhūta*) qui constituent l'univers : la terre (*pṛthivī*), l'eau (*ap*), le feu (*tejas*), le vent (*vāyu*) et le vide (*ākāśa*), qui correspondent respectivement aux parties solides du corps, aux liquides, à la chaleur animale, au souffle et au vide des organes creux. Les combinaisons de ces cinq éléments grossiers composent les sept substances différenciées de l'organisme, les *dhātu* : le chyle (*rasa*), le sang (*rakta*), la chair (*māṃsa*), la graisse (*medas*), les os (*asthi*), la moelle (*majjā*) et le sperme (*śukra*). Les transformations subies par les *dhātu* dépendent de l'équilibre ou du déséquilibre du vent, du feu et de l'eau, actifs dans le corps sous la forme de trois autres *dhātu*. En effet, le vent, moteur de l'univers, représente aussi le « souffle vital » du corps (*prāṇa*). Le feu se trouve dans le corps sous la forme de « bile » (*pitta*). Quant à l'eau, elle s'y trouve sous la forme de « phlegme » (*kapha*) ou « pituite » (*śleṣman*), matière de toutes les sécrétions corporelles. De l'équilibre de ces trois *dhātu* dépendent la vie et la bonne santé de l'organisme. Sinon, ils deviennent des principes pathogènes ou des « troubles » (*doṣa*) (tableau I).

Les connaissances anatomiques de l'Āyurveda sont assez rudimentaires du fait de l'hostilité de la morale brahmanique à la pratique de la dissection, bien que celle-ci soit quand même connue. Malgré cela, on remarque la richesse de la nomenclature anatomique de l'Āyurveda. L'ostéologie y tient une place importante. Ainsi, Caraka énumère 360 os différents, dont les dents et les ongles, mais ce nombre correspond plus au nombre de jours dans l'année indienne qu'à la réalité anatomique. Les organes creux sont quant à eux considérés comme des réceptacles. L'estomac est le « réceptacle du cru », l'intestin, le « réceptacle du cuit », la vésicule biliaire celui de la bile, la vessie celui des urines, l'utérus celui de l'embryon. Mais les organes les mieux connus sont ceux sur lesquels on pratiquait des interventions chirurgicales : le rectum, l'utérus et la vessie. Enfin, l'Āyurveda reconnaît trois types de conduits organiques. Les *dhamanī*, au nombre de 24, charrient le vent, la bile et le phlegme, le sang, mais aussi les larmes, le lait, les sons, les goûts, les odeurs, la respiration[17], etc. (SS III, IX, 3-4). Les *sirā*, répartis en quatre groupes de 175 ne font circuler que le vent, la bile, le phlegme et les souffles organiques. Les *srotas*, au nombre de 22, désignent quant à eux les conduits ouverts à l'extérieur (narines, œsophage).

Tableau I – Bhūta, dhātu et doṣa.

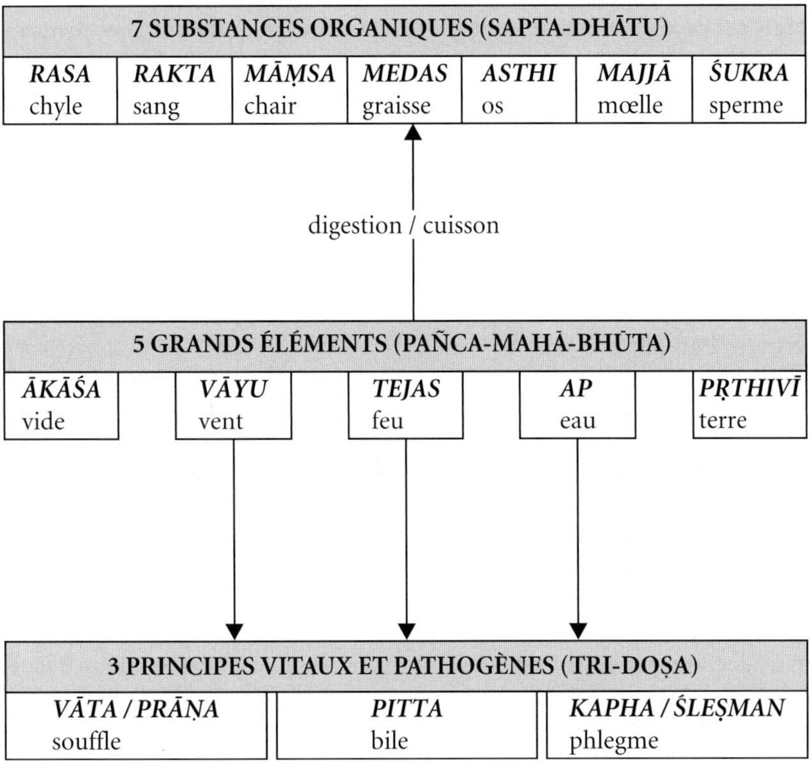
7 SUBSTANCES ORGANIQUES (SAPTA-DHĀTU)
RASA chyle
RAKTA sang
MĀṂSA chair
MEDAS graisse
ASTHI os
MAJJĀ mœlle
ŚUKRA sperme
digestion / cuisson
5 GRANDS ÉLÉMENTS (PAÑCA-MAHĀ-BHŪTA)
ĀKĀŚA vide
VĀYU vent
TEJAS feu
AP eau
PṚTHIVĪ terre
3 PRINCIPES VITAUX ET PATHOGÈNES (TRI-DOṢA)
VĀTA / PRĀṆA souffle
PITTA bile
KAPHA / ŚLEṢMAN phlegme

On remarque l'inclusion du système nerveux dans le système vasculaire. Les « canaux » correspondant aux nerfs sont répartis entre *dhamanī* et *sirā* suivant leur épaisseur. Par ailleurs, l'Āyurveda distingue trois sortes de tempéraments, en fonction de la prédominance de l'un ou l'autre des trois *doṣa* : le tempérament « venteux », le « bilieux », le « phlegmatique ».

La maladie et la pathologie selon l'Āyurveda

L'Āyurveda distingue deux types de maladies. Les maladies exogènes sont dues à des causes accidentelles (blessures, brûlures, morsures, etc.). Les maladies endogènes résultent d'un déséquilibre des *doṣa* : vent, bile et phlegme. Le déséquilibre peut être la conséquence de l'altération de l'un, de deux ou des trois *doṣa*, à divers degrés. D'où le grand nombre de combinaisons pathogènes. À chacune d'elle correspond une maladie. De plus, les perturbations du vent, de la bile et du phlegme peuvent à leur tour affecter les sept autres *dhātu* (chyle, sang, chair, graisse, os, moelle, sperme), ce qui produit les maladies qui les mettent en cause. Les maladies les plus graves sont attribuées à l'action simultanée des trois *doṣa*.

Mais ces perturbations du vent, de la bile et du phlegme ont elles-mêmes des causes, appelées *nidāna*, que les traités ayurvédiques cherchent dans le comportement du malade, son alimentation, le climat et diverses autres circonstances extérieures. Par exemple, « l'activité normale du vent est modifiée notamment par l'excès d'exercices, les veilles prolongées, les longues chevauchées, la marche à pied, un régime riche en aliments piquants, chauds, acides ou caustiques, un temps nuageux ou pluvieux. La peur, la colère, les aliments gras, les boissons fermentées, la chaleur perturbent la bile. Enfin, le manque d'exercice, la paresse, l'usage immodéré de certaines céréales, des repas rapprochés, le temps hivernal nuisent au bon fonctionnement du phlegme[18] ». On remarque que la mauvaise alimentation est souvent mise en cause.

L'étiologie des maladies mentales (*unmāda*) est un peu différente, puisqu'elle fait intervenir deux *doṣa* spécifiques du psychisme, le *rajas* (l'activité, qui déclenche les désirs et les passions) et le *tamas* (l'inertie, l'ignorance). De leur équilibre dépend la santé mentale. Cette théorie rationnelle exclut les hypothèses de possession démoniaque dans la production des maladies. Toutefois, l'intervention de démons reste envisagée dans les textes médicaux sanskrits, non en tant que cause directe de la maladie, mais en tant que facteur extérieur, qui complique un état morbide naturel préexistant.

La classification des maladies dans l'Āyurveda répond à des critères très variés. Suśruta les classe par exemple selon leur origine (SS I, XXIV, 4-11). Il distingue les maladies endogènes (maladies héréditaires, congénitales ou dues aux *doṣa*), les maladies exogènes (le plus souvent, des traumatismes : blessures, morsures, etc.) et les maladies providentielles (dues aux changements de saisons ou d'origine surnaturelle). Mais les maladies peuvent aussi bien être classées selon leur localisation : maladies du chyle, du sang, de la chair, de la graisse, des os, de la moelle, du sperme. On trouve également une classification d'après les symptômes.

Les pratiques médicales anciennes

La médecine préventive

C'est tout naturellement que les textes classiques d'Āyurveda ont développé des pratiques de prévention des maladies en accord avec l'idée qu'ils se faisaient de leurs causes. La première exigence est celle du bain, que Suśruta recommande dans de nombreuses circonstances. Mais l'hygiène buccale revêt aussi une grande importance. Les textes médicaux sanskrits prescrivent le nettoyage des dents et de la langue à l'aide de bâtonnets d'espèces végétales précises. Ils prescrivent aussi de mâcher certaines substances (bétel, clou de girofle, etc.) pour leurs propriétés digestives ou stimulantes. Les Indiens connaissaient également l'usage des gouttes nasales à des fins préventives, de même que des parfums et de produits cosmétiques divers.

Caraka recommande l'exercice physique[19] (CS I, 7, 31-34) dans la prévention des maladies. Les postures et les exercices respiratoires du yoga passent ainsi pour avoir des vertus préventives importantes, en agissant notamment sur l'équilibre des *doṣa*.

Mais la plus grande place est réservée à l'alimentation et au rôle de la diététique dans la prévention des maladies. Caraka et Suśruta déduisent les propriétés (*guṇa*) des aliments en fonction de l'élément de base qui y prédomine (terre, vent, feu, eau ou vide). D'où le rôle de la saveur des aliments dans les prescriptions alimentaires. Par exemple, les aliments sucrés enrichissent le sang, la moelle et le sperme alors que les aliments acides stimulent la digestion. L'équilibre alimentaire est perçu du point de vue quantitatif et qualitatif, mais aussi en fonction de l'état de santé de chaque individu, de ses capacités digestives, des saisons, du moment de la journée. C'est ainsi que certains aliments sont recommandés par temps froid et au contraire déconseillés l'été. Pour les mêmes raisons, le moment du repas et la préparation des aliments (cuisson, assaisonnement) sont réglementés. Il faut enfin noter l'autorisation de la consommation de viande et même de sang dans les régimes alimentaires ou à des fins thérapeutiques.

Plus surprenant est l'usage de fortifiants et d'aphrodisiaques. Mais il répond en fait à la recherche de l'éternelle jeunesse et de la longévité, celle-ci constituant le but même de l'Āyurveda, « savoir sur la longévité ». Enfin, on note un recours fréquent aux massages dans la prévention des maladies, mais aussi à des fins thérapeutiques.

La médecine curative et les méthodes thérapeutiques

La caractéristique principale des méthodes thérapeutiques indiennes anciennes est l'individualisation des traitements, selon les causes attribuées à la maladie, les fautes de comportement et les écarts alimentaires du malade. Le mode de traitement par excellence est la *pañcakarma*-thérapie, dont le but est de rétablir l'équilibre des *doṣa*. Il s'agit de « cinq mesures » (*pañcakarman*) : la vomification (*vamana*) des *doṣa* en excès grâce à des émétiques ; la purgation (*virecana*) des impuretés, par exemple par l'huile de ricin ; les lavements (*basti*) rectaux ou vaginaux dans un but purificateur ; les errhines (*nasya*) ou médications par le nez prescrites dans les troubles de la tête, des oreilles, des dents, etc. ; les saignées (*raktamokṣana*), prescrites pour évacuer le sang vicié, tenu pour responsable de certaines affections.

À côté de ces cinq mesures, la médecine indienne recense un grand nombre de médicaments. La plupart sont à base de plantes. 3 000 espèces végétales ont été répertoriées dans la composition des remèdes indiens. Suśruta classe ces espèces en 37 groupes, selon les maux qu'elles sont censées guérir, maladies du vent, de la bile ou du phlegme (SS I, XXXVIII, 1-37). Quant à Caraka, il les classe en 50 groupes, selon leurs effets sur l'organisme (CS I, IV, 1-74). Mais on note aussi l'emploi de substances minérales (bitume, stibine, réalgar, sulfate de cuivre, or, argent, plomb et fer), et animales (viandes, graisses, laits, sang, os, ongles, cornes). On remarque même la prescription d'urines ou d'excréments contre certaines affections et on verra ce qu'en ont pensé les bouddhistes. Le mode d'administration de ces remèdes est varié : par voie orale, nasale, rectale ou à usage externe (pommades etc.). Il dépend aussi de la forme du médicament : poudre, infusions, décoctions, macérations, électuaires, pilules, liniments, onguents, etc. Il faut en outre noter l'importance des régimes alimentaires à des fins thérapeutiques, notamment l'usage fréquent des épices.

L'efficacité de la médication repose sur un système de correspondances entre les principes vitaux et les propriétés des différentes substances, en particulier leur saveur : les six saveurs fondamentales reconnues par l'Āyurveda (sucré, acide, salé, piquant, amer, astringent) et leurs combinaisons. Par exemple, la saveur sucrée est celle qui favorise le plus la longévité, mais son excès perturbe le phlegme et provoque divers troubles (obésité, paresse, etc.).

La médecine indienne ancienne connaît en outre les traitements chirurgicaux. C'est surtout dans la *Suśrutasaṃhitā* que l'on en trouve des détails. Suśruta mentionne ainsi huit techniques chirurgicales (incision, excision, scarification, ponction, cathétérisme, extraction, drainage et sutures) et 121 instruments et accessoires[20], témoignant ainsi du grand développement de la médecine ayurvédique en ce domaine. Certaines interventions, comme l'extraction de calculs vésicaux ou la césarienne, révèlent l'avance considérable de la chirurgie indienne. On verra le rôle du bouddhisme à ce sujet.

Quant aux traitements psychiatriques, s'ils ont également pour but le rétablissement de l'équilibre des *doṣa*, ils sont toujours accompagnés de thérapies plus spirituelles ou magiques : réciter des formules sacrées (*mantra*), aller au temple, etc. On remarque, dans la médecine indienne ancienne, le recours persistant à la magie surtout dans les milieux populaires, où les maladies sont toujours attribuées à des dieux en colère, des possessions démoniaques ou le mauvais œil.

La médecine vivifiante

Les tonifiants, fortifiants et aphrodisiaques, qu'on classerait aujourd'hui parmi les méthodes de médecine préventive, font l'objet de deux branches spécifiques sur les huit que distingue l'Āyurveda. Cette obsession de la conservation de la jeunesse et de la longévité n'a pas été l'apanage de la médecine en Inde. Les rituels sacrificiels du védisme mettent déjà en scène une plante mystérieuse aux vertus vivifiantes, le *soma*, auquel le *Ṛgveda* consacre l'intégralité de son livre IX. Cette mystérieuse plante a été identifiée par R. Gordon Wasson comme un champignon hallucinogène. Les *rasāyana*, élixirs de jeunesse de l'Āyurveda, s'inscrivent dans cette tradition. Il s'agit de préparations nombreuses et complexes, aux propriétés variées. Certaines d'entre elles sont censées garantir une longue vie, d'autres stimulent l'intelligence ou la mémoire. La *Carakasaṃhitā* leur consacre tout un chapitre (CS VI, I).

Quant aux *vājīkaraṇa*, les aphrodisiaques, ils ont pour vocation d'augmenter la force ou la virilité. Caraka leur fait également une place importante (CS VI, II). On rejoint ici les préoccupations des écoles tantriques, qui attribuent à la sexualité une fonction immortalisante en plus de sa fonction purement procréatrice. Évidemment, ces préoccupations sont totalement étrangères à l'éthique bouddhique, ce qui n'a pas été sans conséquence sur le rôle attribué à cette médecine dans la littérature bouddhique.

Notes

1 Mazars G, *La Médecine indienne*, p. 9.
2 Filliozat J, *La Doctrine classique de la médecine indienne*, p. 2.
3 Mazars G, *La Médecine indienne*, p. 11.
4 Filliozat J, *La Doctrine classique de la médecine indienne*, p. 2.
5 Lienhard S, "Remarks on the Early History of Indian Medical Terminology", p. 10.
6 Mitra J, *History of Indian Medicine from Pre-Mauryan to Kuṣāṇa Period*, p. xix.
7 Filliozat J, *La Doctrine classique de la médecine indienne*, p. 2.
8 Vogel C, *Vāgbhaṭa's Aṣṭāṅgahṛdayasaṃhitā*, p. 6. La même référence se trouve dans la version tibétaine de l'*Aṣṭāṅgahṛdayasaṃhitā* (Ahs « opening statement »).
9 *Ibid.*, p. 45. Il y a d'autres références bouddhistes dans l'*Aṣṭāṅgahṛdayasaṃhitā*: Ahs I, II, 21-22 ; Ahs I, II, 46-47.
10 *Ibid.*, p. 6.
11 *Ibid.*, p. 6.
12 Jan Yun-Hua, "Nāgārjuna, One or More ? A New Interpretation of Buddhist Hagiography". On trouve d'autres arguments sur la question dans l'édition du *Yogaśataka* de J. Filliozat (cf. bibliographie).
13 Renou L, Filliozat J, *L'Inde classique. Manuel des études indiennes*, vol. 2, p. 157.
14 *Ibid.*, p. 159.
15 Mazars G, *La Médecine indienne*, p. 15-16.
16 Wujastyk D, *The Roots of Ayurveda* [...], p. 195.
17 Dans un souci de lisibilité, les références à la *Suśrutasaṃhitā* sont tirées de la traduction anglaise de K.K. Bhishagratna, bien que son découpage du texte ne soit pas conforme à la numérotation des versets du texte original. Les sanskritistes préféreront donc l'édition de K.A. Shastri. C'est aussi à elle que se réfère J. Filliozat (cf. bibliographie).
18 Mazars G, *La Médecine indienne*, p. 47.
19 Pour ses livres I à V, toutes les références à la *Carakasaṃhitā* sont tirées de la traduction en français de Jean Papin. Pour les livres VI à VIII, dont Jean Papin poursuit le travail de traduction, les références sont tirées de l'édition avec traduction en anglais de P.V. Sharma (cf. bibliographie).
20 Mazars G, *La Médecine indienne*, p. 81.

L'éthique bouddhique

La place de l'éthique dans le bouddhisme

Avant d'aborder la question de l'éthique dans le bouddhisme, il faut d'abord s'accorder sur ce que l'on entend par « éthique ». Ce terme familier recouvre en effet une certaine réalité dans le monde moderne, mais cette réalité n'est pas la même pour le monde antique. Le concept d'éthique n'existe pas dans le bouddhisme ancien. Il y a bien la notion de *śīla*, mais celle-ci se traduit plutôt par « morale » ou « action morale », qui, dans le contexte de l'Inde ancienne, signifie simplement la bonne action, celle qui crée du bon *karman*. Par conséquent, le concept d'éthique n'est à voir ici que comme une commodité de langage. On ne traite pas les mêmes questions dans une étude sur l'éthique dans l'Antiquité et sur l'éthique dans le monde moderne, bien qu'il s'agisse du même mot.

Dans son livre *The Nature of Buddhist Ethics*, Damien Keown en distingue trois aspects[1]. L'éthique descriptive rend compte des règles morales, des normes et des valeurs appliquées dans une communauté. L'éthique normative concerne la formulation textuelle et la justification de ces règles morales. Son étude est possible dans le cas du bouddhisme ancien, dont la littérature abonde en textes de discipline monastique et de règles de vie en général. Enfin, la méta-éthique étudie les conceptions philosophiques et religieuses qui conditionnent et expliquent ces règles morales. C'est cette dernière branche de l'étude de l'éthique qui nous intéresse plus particulièrement.

En effet, comme le souligne D. Keown, « Buddhism is a response to what is fundamentally an ethical problem – the perennial problem of the best kind of life for man to lead[2] ». C'est sans doute en ce sens que Louis de la Vallée Poussin affirmait que « le bouddhisme est, dans son essence, une discipline éthique[3] ». À la différence de l'hindouisme, le bouddhisme ne consiste pas en une vision intellectuelle de la réalité ou en une conception spéculative du monde. C'est, plus concrètement, un mode de vie, certes fondé sur une conception du monde, mais également inspiré par un personnage : le Bouddha. C'est la raison pour laquelle l'aspect éthique du bouddhisme est si important. L'imitation du Bouddha fait partie de son idéal de vie. Pour Hajime Nakamura, l'éthique est l'une des branches du bouddhisme et il n'en distingue que trois. Le « bouddhisme philosophique », qui reprendrait à son compte l'aspect spéculatif de l'hindouisme, le « bouddhisme religieux », constitué par les dieux issus du brahmanisme et les figures saintes propres à la religion bouddhique (*Arhat*, *Bodhisattva*, etc.), et le « bouddhisme éthique »[4].

La place de l'éthique est-elle, dès lors, plus importante dans le bouddhisme que dans le brahmanisme ? Les auteurs d'ouvrages d'éthique descriptive s'accordent tous pour affirmer la similitude des règles morales de ces deux systèmes. « There is no essential difference between Brâhmanical and Buddhistic ethics », écrit Julius Jolly[5]. En effet, on constate que la plupart des préceptes moraux appliqués dans l'hindouisme se retrouvent également dans la littérature bouddhique. Par exemple, l'aspect ascétique de l'éthique bouddhique semble avoir été emprunté par le Bouddha aux grands maîtres spirituels qui l'ont précédé.

Pourtant, il y a bien des différences. Mais celles-ci ne peuvent apparaître que par une étude méta-éthique et non par une simple étude descriptive. Ces différences sont au nombre de deux. D'abord, l'éthique bouddhique ne peut que différer de la morale brahmanique en ce sens qu'elle n'adhère pas aux institutions sociales de l'Inde ancienne et qu'elle en rejette la plupart des traditions. Ainsi, le rejet du système des castes implique nécessairement une uniformisation et une individualisation des préceptes moraux. Certes, dans le brahmanisme comme dans le bouddhisme, la pratique morale est fondée sur la notion de *dharma* – racine *DHR* – qui signifie « porter », « soutenir », « garder », « avoir en dépôt ». Ce terme recouvre à la fois les normes, c'est-à-dire les comportements publics et privés et les rapports sociaux, les coutumes et la morale, et aussi la « réalité en tant que régie par des lois naturelles[6] ». « Le *dharma* est ce qui fait que chaque chose est à sa place, conforme à un ordre cosmique[7]. » Mais, alors que le *dharma* brahmanique recouvre plutôt les ordonnances divines incorporées dans les codes de lois humains, le *dharma* bouddhique provient quant à lui des vérités enseignées par le Bouddha. De plus, comme l'écrit M. Anesaki, la morale brahmanique, légaliste, dégage des principes sociaux (à chaque caste son *dharma*), tandis que la morale bouddhique, autonome, dégage des principes personnels, précisément parce qu'elle s'est affranchie du système des castes[8].

Il est inutile de s'attarder sur cette spécificité de l'éthique bouddhique par rapport au brahmanisme, dans la mesure où elle ne se répercute pas beaucoup sur l'éthique médicale. En revanche, la seconde différence entre éthique bouddhique et éthique brahmanique est décisive. Elle touche au cœur les fondements philosophiques respectifs de ces deux systèmes. Si tous deux font en effet de la théorie du *karman* la base de leur philosophie, il s'agit en réalité de deux conceptions distinctes – voire opposées – du *karman*.

Les fondements de l'éthique bouddhique : *anātman* et *karman*

Exposition de la théorie du *karman* ou « rétribution des actes »

La doctrine du *karman* (« acte », « action », dérivé de la racine *KR*, qui signifie « faire ») est étroitement liée à la notion de *saṃsāra* ou « transmigration » (littéralement : « le flux »). L'homme qui commet le mal ne se trouve pas forcément puni dans ce monde, mais il l'est automatiquement dans sa vie future. Une mauvaise action dans une vie antérieure a donc pour conséquence une renaissance dans une condition inférieure. Pour renaître dans une condition supérieure, il faut éviter les mauvaises actions et accumuler les mérites. L'univers tout entier est concerné par le *saṃsāra* et la rétribution des actes. On peut ainsi renaître sous la forme d'un dieu si on a accumulé suffisamment de mérites. Si les mauvaises actions sont les plus nombreuses, on peut renaître dans la condition d'animal ou même de damné. La *Chāndogya Upaniṣad* mentionne, par exemple, la renaissance des êtres vertueux en brahmanes et celle des êtres vils en chiens ou en porcs[9].

La question du déterminisme et du libre-arbitre, qui s'opposent dans de nombreuses pratiques religieuses, ne concerne pas les systèmes philosophiques indiens, comme l'affirme Jolly[10]. Au contraire, la théorie du *karman* les associe habilement. Le *karman*, « empreinte des vies antérieures », est en effet une doctrine du déterminisme – la condition d'un homme dépend de ses actions dans une vie antérieure – et une doctrine du libre-arbitre – les actes dans la vie présente, quelle que soit la condition, déterminent la vie future. On ne peut pas changer de condition dans le présent, mais on a le choix de sa condition future.

Cette théorie du *karman* est sans aucun doute d'origine védique. Elle n'est pas l'œuvre du Bouddha. Comme l'écrit Sasaki, « It is of course certain that the concept of *kamma* has been introduced from non-Buddhistic schools into Buddhist Philosophy[11] ». Ainsi en trouve-t-on l'expression dans l'un des plus anciens textes de l'Inde, le *Ṛgveda* : « Votre œil devra aller au soleil, votre esprit devra aller au vent. Allez au ciel ou sur la terre suivant votre mérite, ou allez dans les eaux si tel est votre sort, demeurez parmi les plantes avec tous vos os[12]. » Et, plus tard, dans la *Bṛhad Aranyaka Upaniṣad* : « On a dit : cet homme est constitué de désir seulement. Tel son désir, telle sa volonté ; telle sa volonté, tel sera son agir (*karman*) ; tel son agir, telle sera sa fin dernière[13]. » La *Bhagavad-Gītā* résume elle aussi fort bien le cycle des renaissances : « Car ce qui est né est assuré de mourir et ce qui est mort, sûr de naître[14]. » (BG II, 27). Ainsi, dans la tradition védique et brahmanique, la mort n'est pas la fin ou le contraire de la vie, mais seulement l'opposé de la naissance, puisque l'âme est éternelle et qu'elle transmigre de corps en corps.

Voici maintenant la manière dont la question de la rétribution des actes est abordée dans une source bouddhique, le *Milindapañha*, véritable manuel condensé du bouddhisme (époque Śuṅga, 187-75 av. J.-C.) :

> « Nāgasena, pourquoi tous les hommes ne sont-ils pas semblables ? Pourquoi ont-ils une vie longue ou brève ? Pourquoi sont-ils vigoureux ou maladifs, beaux ou laids, influents ou impuissants, riches ou pauvres, de haute naissance ou de basse extraction, intelligents ou sots ? [...]
> – Et pourquoi, mahārāja, toutes les plantes ne sont-elles pas semblables ? Pourquoi sont-elles, suivant leur espèce, aigres, salées, amères, acides, astringentes ou douces ?
> – En raison de la différence des graines, je suppose.
> – De même les hommes diffèrent en raison de la différence des actes. Le Bienheureux à dit : "Les êtres ont pour patrimoine leur *kamma* ; ils sont les héritiers, les descendants, les parents, les vassaux de leur *kamma* : c'est le *kamma* qui partage les hommes en supérieurs et inférieurs"[15]. » (Mil. III, 2)

La théorie bouddhique de l'*anātman*

À première vue, il semble que la conception bouddhique du *karman* coïncide avec la conception brahmanique. Dans les deux cas, la transmigration éternelle est fractionnée en une succession de vies ou d'existences (*ātmabhāva*). Le bouddhisme apporte cependant certaines modifications à cette théorie. Le Bouddha rejette en effet la notion d'« âme », c'est-à-dire d'un élément permanent, transcendant à toutes les existences et qui serait responsable de tous les actes, comme l'*ātman* des hindous. Par conséquent, comme le souligne La Vallée Poussin, la vie dans le bouddhisme se définit comme un corps doté de sens et non d'un corps doté d'une âme[16].

Les textes qui témoignent de la négation de cet « élément permanent » présentent la particularité d'être catégoriques et péremptoires, mais rarement explicites. Ainsi, ce passage du *Milindapañha* :

> « Comment vous appelle-t-on, Vénérable ? Quel est votre nom ?
> – On m'appelle Nāgasena [...]. (Mais) c'est là seulement une appellation, une notion vulgaire, une expression courante, un simple nom : il n'y a pas là dessous d'individu[17]. » (Mil. II, 1)

Par ailleurs, on peut compter au moins autant de textes bouddhiques qui affirment l'existence de l'*ātman* ou de tout autre élément permanent, que de textes qui témoignent au contraire de son rejet. En voici un exemple, attribué au Bouddha lui-même : « Les actes ont été accomplis par Pūrṇa ; quel autre que Pūrṇa en éprouvera les fruits[18] ? » (Div. 54, 3) De même, dans les *Jātaka*, le Bouddha utilise fréquemment l'expression suivante : « À cette époque, j'étais telle personne », à propos d'une de ses vies antérieures.

Cependant, il semble que les auteurs du canon pāli se soient aperçus d'une contradiction. C'est pourquoi on peut lire dans le *Dīghanikāya*, à propos de ces extraits, la phrase suivante, attribuée au Bouddha lui-même : « Tous ces modes de personnalité, ô Citta, ne sont que des noms, des expressions, des façons de parler, des désignations en usage dans le monde ; mais je me sers à propos de ces expressions inexactes pour éviter que les hommes tombent dans l'erreur[19]. » (DN IX, 33) On peut donc supposer que le bouddhisme ait d'abord adopté une position fluctuante sur la question de l'existence ou non d'un *ātman* transcendant, ne voulant sans doute pas s'éloigner trop vite des conceptions brahmaniques, et qu'il se soit prononcé tardivement pour la négation de l'*ātman*. Ceci expliquerait ces tentatives maladroites d'accorder des textes franchement contradictoires. C'est pourquoi on peut donner la priorité aux textes qui nient la notion d'âme transcendante.

Il y a deux raisons à cette négation de l'*ātman* dans le bouddhisme. La première s'appuie sur des spéculations transcendantes. L'existence d'un être en soi, doté d'un *ātman* permanent et transcendant à toutes les existences, rendrait cet être immodifiable. En effet, la souillure comme la purification d'un être permanent n'a pas de sens. Par conséquent, sa délivrance non plus. Un être permanent lié restera lié. Dès lors, l'octuple chemin vers la délivrance est inutile. C'est donc le cœur même du discours du Bouddha qui perd toute consistance. Mais la négation de l'*ātman* « se justifie aussi par des raisons d'ordre ascétique : quiconque croit à l'existence du moi aime son moi[20] ». Or s'aimer soi-même est évidemment contraire au principe bouddhique fondamental du détachement.

Il faut encore noter que cette théorie de l'*anātman* est largement amplifiée dans les textes du grand véhicule (*Mahāyāna*). L'école du *Mādhyamika* de Nāgārjuna professe en effet la doctrine du *śūnyatā* (doctrine de la « vacuité »). Selon Nāgārjuna, le vide est la caractéristique fondamentale de tout phénomène. Tout est illusoire. Dès lors, cette école ne se contente pas de nier l'existence de l'*ātman*, mais affirme également le néant des cinq *skandha* (les cinq agrégats constitutifs du corps).

La contradiction entre *karman* et *anātman*

Dès lors, que l'on se contente de nier l'*ātman*, ou que l'on aille plus loin, le résultat est le même : la théorie du *karman* n'est plus soutenable. Comment parler de transmigration s'il n'y a pas de Moi, ou d'âme pour transmigrer, en d'autres termes, s'il n'y a aucun élément transcendant à toutes les existences ? Le paradoxe est très bien exprimé par La Vallée Poussin : « Qu'il (le Bouddha) nie l'*ātman* et tout être survivant, soit ; mais il admet la survivance de l'acte et la naissance d'une personnalité conditionnée par la personnalité disparue[21]. » Il semble que les auteurs de la littérature bouddhique aient eux-mêmes pris conscience de cette contradiction. C'est la raison pour laquelle la théorie du *karman* présentée dans les textes du bouddhisme ancien diffère de celle que nous connaissons par les textes védiques et brahmaniques brievement exposés ci-dessus. En effet, les bouddhistes négateurs de l'*ātman* ne pouvaient adopter la théorie du *karman* sans la modifier.

En quoi consiste cette modification ? Selon La Vallée Poussin, « la doctrine des Pitakas est formelle : on ne se trompera pas en affirmant, sinon la transmigration [...], du moins la survie de quelque chose[22] ». Parfois, le Bouddha admet la transmigration mais nie que quelque chose transmigre. L'expression la plus concise en est la suivante : « Il y a transmigration, mais il n'est pas d'être qui transmigre[23]. » Dans d'autres textes, c'est la transmigration elle-même qui est niée. Elle est remplacée par la notion de renaissance. Par exemple dans le *Milindapañha* :

> « Nāgasena, la renaissance est-elle possible sans transmigration ?
> – Oui.
> – Comment ? Donne-moi une comparaison.
> – Si on allume un flambeau à un flambeau, peut-on dire que le premier a transmigré dans le second ? Non ! De même on peut renaître sans transmigrer[24]. » (Mil. III, 13)

Le *Milindapañha* ne se contente pas d'explications par analogie. Dans un autre passage, il aborde frontalement le cœur du problème, contrairement à beaucoup de textes du canon pāli qui restent souvent évasifs ou adoptent une approche trop latérale.

> « Nāgasena, qu'est-ce-qui renaît ?
> – Le Nom-et-forme.
> – Est-ce le présent Nom-et-forme qui renaît ?
> – Non. Le présent Nom-et-forme accomplit un acte bon ou mauvais ; et en conséquence de cet acte un autre Nom-et-forme renaît.
> – Si ce n'est pas le même Nom-et-forme qui renaît, le dernier ne se trouve-t-il pas ainsi affranchi des péchés antérieurs ?
> – S'il n'y avait pas de renaissance, il le serait en effet ; mais il y a renaissance, c'est pourquoi il ne l'est pas.
> – Donne-moi une comparaison.
> – Suppose qu'un homme prenne des mangues à un autre. Le propriétaire des mangues le saisit et le mène devant le roi en l'accusant de vol. Si l'accusé répond : "Ce ne sont pas les mangues de cet homme que j'ai emportées : autres les mangues qu'il a plantées, autres celles que j'ai emportées ; je n'ai encouru aucune punition", cet homme est-il coupable ?

– Il l'est.
– Pourquoi ?
– Parce que, quoi qu'il en dise, les dernières mangues sont solidaires des premières.
– De même, mahārāja, quand le Nom-et-forme accomplit un acte bon ou mauvais, c'est cet acte qui détermine la renaissance d'un autre Nom-et-forme ; on ne peut donc dire qui celui-ci soit affranchi des péchés antérieurs[25]. » (Mil. II, 22)

Plus loin, Nāgasena résume :

« Nāgasena, y a-t-il un être qui passe de ce corps dans un autre ?
– Non.
– Alors le second sera affranchi des péchés antérieurs ?
– S'il n'y avait pas renaissance, il en serait affranchi en effet. Mais il y a renaissance : c'est pourquoi il n'en est pas affranchi.
– Donne-moi une comparaison.
– Si un homme dérobe les mangues d'un autre, est-il coupable ?
– Certainement.
– Pourtant il n'a pas volé les mangues qui ont été plantées !
– Non, mais celles-ci sont un effet des premières.
– De même par le Nom-et-forme on fait une action bonne ou mauvaise : par cette action, un autre Nom-et-forme prend naissance : donc le second n'est pas affranchi des péchés antérieurs[26]. » (Mil. III, 15)

On remarque d'abord la négation de l'*ātman* permanent. Il n'y a pas d'« être qui passe de ce corps dans un autre ». Pourtant, il y a quand même rétribution des actes d'une vie à l'autre. La théorie du *karman* est clairement réaffirmée, même sans transmigration. Mais s'il n'y a pas transmigration et néanmoins un lien entre les vies successives, quel est ce lien ? Selon la théorie bouddhique, lorsqu'un homme meurt, les cinq *skandha* ou agrégats qui constituaient son corps périssent, mais aussi son *ātman* (contrairement à la théorie brahmanique). Un nouveau groupe de *skandha* (le « Nom-et-forme » dont parle Nāgasena) apparaît alors, doté d'une nouvelle âme, mais conditionné par le *karman* du précédent être, c'est-à-dire par le solde de ses actions, bonnes ou mauvaises. C'est ce solde qui transmigre d'une vie à l'autre sous la forme de « parfumages » (*vāsanā*). En tout cas, il n'est plus question de parler de « transmigration des âmes ».

La théorie du *vijñānasaṃtāna*

En fait, il semble qu'il soit également exclu de parler de « transmigration du *karman* », ou même de sa « renaissance ». Car ce ne sont pas à proprement parler les actes qui renaissent, mais plutôt les pensées. En effet, selon La Vallée Poussin, toutes les écoles bouddhistes anciennes s'accordent au moins sur une chose : la pensée (*vijñāna*) est la substance de toute chose. Autrement dit, il serait plus juste de parler de rétribution de la pensée que de rétribution des actes car c'est la série des *vijñāna* qui crée du bon ou du mauvais *karman*. Or, comme l'écrit La Vallée Poussin, « il va de soi que la mort n'interrompt pas cette série : les événements qui accompagnent la mort permettent au contraire d'en apprécier le vrai caractère et l'unité[27] ».

Il est en effet assez logique que l'instant précis de la mort ait un caractère décisif, puisqu'elle constitue non une fin, mais la transition entre deux existences. Or « le vijñāna à l'état naissant se trouve avec le vijñāna qui vient de périr à la mort dans des rapports aussi étroits que le vijñāna actuel de tout être vivant avec le vijñāna immédiatement antérieur : il en procède comme l'effet de la cause[28] ». En d'autres termes, chaque pensée subit le « parfumage » ou l'« imprégnation »[29] (*vāsanā*) de la pensée qui la précède. Par conséquent, chaque pensée est la résultante de toutes les pensées précédentes. D'où l'importance de la dernière pensée, celle qui se produit juste au moment de la mort. C'est cette dernière pensée qui, à elle seule, va conditionner la future existence. Ainsi peut-on lire dans la *Madhyamakavṛtti* le vers suivant : « Mourir avec l'esprit concentré sur l'espace (ou sur le vide) permet d'atteindre le *nirvāṇa*[30]. »

Il s'agit d'un paradoxe énorme par rapport à la théorie du *karman* que le bouddhisme réaffirme pourtant. Quelle est alors la place des autres actes dans le mérite ? Si seule compte la dernière pensée, un être mauvais peut-il malgré tout atteindre l'illumination ? Une fois encore, seul le *Milindapañha* ose s'attaquer de front à ce problème, en posant la question comme un critique moderne l'aurait posée :

> « Nāgasena, vous autres bouddhistes prétendez que l'homme qui aurait fait le mal pendant toute sa vie, s'il conçoit, au moment de sa mort, une pensée dirigée vers le Buddha, renaît parmi les dieux. Je ne puis le croire. Vous dites aussi que, pour avoir tué un seul être vivant, on tombe en enfer. Cela non plus je ne puis le croire.
> – Réponds à ceci, mahārāja. Une petite pierre, sans le secours d'une jonque, peut-elle flotter sur l'eau ?
> – Non.
> – Mais cent charges de pierres, placées sur une jonque, peuvent-elles flotter ?
> – Oui.
> – La jonque, ce sont les bonnes actions[31]. » (Mil. III, 31)

Comme à l'accoutumée, le sage Nāgasena trouve un argument purement rhétorique pour répondre au roi Milinda, mais ce texte est le seul qui expose clairement le paradoxe. En fait, cette théorie répond à une certaine logique. Puisqu'au moment de la mort, les cinq *skandha* constitutifs du corps ont disparu, de même que l'*ātman*, il ne reste plus que cette dernière pensée (*cyuticitta*). Au début de la nouvelle vie, une « pensée de renaissance » (*upapatticitta*) prend forme, déterminée par la dernière pensée. La mort ne rompt donc pas la série des *vijñāna*, au contraire, « elle révèle les actes les plus anciens ; elle béatifie dans le ciel des Tuṣitas par le bénéfice d'un bienfait ancien, la créature que ses méfaits ont préalablement brûlée et glacée dans le précipice des enfers[32] ».

Il reste à savoir si la renaissance est immédiate ou si au contraire la dernière pensée subsiste dans un état intermédiaire avant de produire une nouvelle naissance. À ce sujet, les divergences d'opinion entre les différentes écoles bouddhiques sont trop nombreuses pour nous permettre d'entrer dans les détails. Selon certaines écoles, la renaissance n'est pas immédiate. Cela signifie que le *karman* de la personnalité dissoute, sous la forme de la dernière pensée, ne suffit pas à produire une renaissance. Il faut attendre un acte de génération, c'est-à-dire la rencontre d'un père et d'une mère, pendant lequel l'être subsiste en tant que *gandharva* : un « être dans l'état intermédiaire » (cf. par exemple M. II, 157-1 ; Div. I, 15). Mais d'autres écoles bouddhiques (par exemple l'école du *Mādhyamika*) rejettent la notion de *gandharva*, d'origine védique, et affirment que le *vijñāna* passe directement du dernier soupir du mourant au sein d'une mère. Le *Milindapañha* contient une théorie analogue :

> « Nāgasena, de deux hommes qui meurent ici et dont l'un renaît dans le monde de Brāhma, l'autre au Kachmir, lequel arrive le plus vite ?
> – Tous deux arrivent en même temps.
> – Donne-moi une comparaison.
> – Quelle est ta ville natale, mahārāja ?
> – Le village de Kalasi.
> – Quelle distance y a-t-il d'ici à Kalasi ?
> – Deux cents yojanas.
> – Et d'ici au Kachmir ?
> – Douze yojanas.
> – Pense à Kalasi.
> – C'est fait.
> – Pense maintenant au Kachmir.
> – C'est fait.
> – Auquel as-tu pensé le plus vite ?
> – J'ai pensé aux deux endroits dans le même temps.
> – C'est ainsi qu'on renaît en même temps dans le monde de Brahmā et au Kachmir[33]. » (Mil. III, 34)

Ici, l'analogie de la renaissance immédiate avec la pensée n'est peut-être pas innocente. En effet, selon la théorie exposée plus haut, c'est la dernière pensée qui procure la renaissance et non une âme. Or, Milinda s'aperçoit de l'instantanéité de sa pensée lorsqu'il évoque deux endroits distincts. Dès lors, si la pensée est immédiate, la renaissance l'est aussi.

Si on laisse de côté ce problème secondaire de l'instantanéité ou non de la renaissance, on peut découvrir où réside la différence entre la théorie du *karman* dans l'hindouisme et la théorie du *karman* qui nous apparaît dans les textes bouddhiques. Pour l'hindouisme, il est permis d'avancer l'expression de « transmigration des âmes ». Pour le bouddhisme, il n'en est en revanche pas question. Mais l'expression d'une hypothétique « transmigration du *karman* » n'est pas non plus adéquate, contrairement à ce qu'on peut lire dans certains ouvrages. En réalité, les textes bouddhiques développent la théorie du *vijñānasaṃtāna* ou « série continue des états de conscience », qu'on a exposée plus haut. Or une telle différence de vue n'est pas sans conséquences sur la conception de la mort de bouddhistes, donc sur leur conception de l'éthique médicale. En effet, selon les cas, la mort d'une personne peut être considérée comme un mal ou comme un bien. Le médecin n'agit donc pas de la même manière.

La conception bouddhique de la mort

Dans l'hindouisme, l'âme éternelle transcende la naissance et la mort. À ce titre, la mort n'est pas le contraire de la vie, mais celui de la naissance. Dans le cycle des réincarnations, toute naissance entraîne une mort et toute mort entraîne une nouvelle naissance. Les textes bouddhiques, quant à eux, procèdent à une importante distinction dans leur définition de la mort, selon qu'il s'agit de celle d'un être humain ordinaire ou de celle d'un *Arhat*. Par exemple, le *Milindapañha* :

> « Nāgasena, se peut-il qu'un homme mort ne renaisse pas ?
> – L'un renaît, l'autre ne renaît pas. Celui qui est affecté de passions renaît ; celui qui en est dépouillé ne renaît pas[34]. » (Mil. II, 7)

Dans les deux cas, la mort est la dissociation de l'organisme qui a été constitué à la naissance pour mettre à l'épreuve les fruits du *karman* d'un être précédent. Mais pour un être humain ordinaire, la mort correspond aussi à la fin d'une existence et au début d'une autre. « Death, écrit La Vallée Poussin, is only the beginning of a new existence for the punishment of sins : death and punishment (*daṇḍa*) are almost synonymous[35]. » Au regard de la théorie du *vijñānasaṃtāna*, on peut affirmer que la mort de l'homme produit une dernière pensée qui conditionne une nouvelle renaissance. Mais que cette dernière soit bonne ou mauvaise, elle est une punition, dans la mesure où elle ne correspond pas au but à atteindre, l'illumination.

En revanche, dans le cas d'un homme saint (*Arhat* ou Bouddha), la mort est une fin. Lorsqu'elle se produit, l'*Arhat* ou le Bouddha met fin à la génération de ses pensées. C'est ce qui explique qu'il ne renaisse pas. Il atteint directement le *nirvāṇa*. L'*Arhat* a le pouvoir de faire mûrir, non dans la vie future mais dans la vie présente, les fruits de son *karman*, afin de ne pas renaître. Il sait donc que cette existence est la dernière pour lui. Sa mort signifie une « interruption » ou une « annihilation » (*samucchada*) alors que la mort de l'homme ordinaire n'est qu'une simple transition.

La nature de l'éthique bouddhique : *karman* et *nirvāṇa*

On vient de voir que l'éthique bouddhique se fondait sur une théorie du *karman* d'origine védique, mais modifiée du fait de son rejet absolu de la notion d'*ātman* permanent. Le *karman* bouddhique n'en demeure pas moins le résultat de bonnes et de mauvaises actions, et peut à ce titre promouvoir ou interdire la délivrance.

L'hindouisme et le bouddhisme développent deux conceptions distinctes de la délivrance (*mokṣa*). Dans le bouddhisme, elle consiste en l'accession au *nirvāṇa* (« extinction »). Comme on l'a vu, elle marque la fin du cycle des renaissances. Dans l'hindouisme, elle est liée à la doctrine de l'identité entre l'*ātman*, âme de l'individu, et le *brahman*, âme universelle qui est la même pour tous : les hommes, les animaux et même les dieux[36]. De son côté, le bouddhisme rejette l'*ātman* et aussi l'identité *ātman-brahman*, puisque celle-ci est purement spéculative et libre de tout déterminisme. Par conséquent, si la délivrance hindoue consiste en l'union de l'*ātman* et du *brahman*, le *nirvāṇa* bouddhiste, lui, ne se définit que par la fin du cycle des réincarnations du fait des mérites d'une personne et non de son union à l'âme universelle.

Cette théorie influence considérablement la nature de l'éthique bouddhique. L'action éthique du bouddhiste est en effet entièrement déterminée par le but qu'il s'est fixé. Mais tous les auteurs ne s'accordent pas quant à la nature exacte de cette éthique. Trois thèses s'affrontent.

La thèse téléologique

La première thèse est née d'une réflexion sur la nature égoïste ou altruiste de l'éthique bouddhique. Elle a été soutenue par K.N. Jayatilleke. Cet auteur écrit : « The egoist must develop altruistic virtues for his own good[37] », « right actions being an instrumental means to procure the final good[38] ». En d'autres termes, Jayatilleke considère que l'aspect altruiste de l'éthique bouddhique (la compassion, les préceptes moraux élémentaires, etc.) n'est en fait que l'instrument d'une fin purement égoïste : la renaissance dans une condition meilleure ou l'accession au *nirvāṇa*.

L'éthique bouddhique ne serait donc pas désintéressée : elle ne serait pas déontologique mais téléologique. Il existe deux critères de distinction du bien et du mal : l'intention qui conduit à l'action et le résultat de l'action. Simplement, le bouddhisme mettrait l'accent sur le deuxième. C'est ce qui a poussé certains auteurs à comparer la morale bouddhiste à la morale utilitariste de John Stuart Mill[39]. La thèse selon laquelle seul le résultat de l'action compte alors que l'intention est négligeable apparaît très nettement dans le *Milindapañha*.

Nāgasena y affirme en effet que le péché involontaire est plus grave que le péché commis sciemment :

> « Nāgasena, de deux hommes qui commettent une mauvaise action, l'un sciemment, l'autre inconsciemment, lequel encourt le plus grand démérite ?
> – Le pécheur inconscient [...]. Suppose une boule de fer, chauffée, ardente, incandescente que toucheraient deux hommes, l'un ne sachant rien, l'autre sur ses gardes, lequel serait le plus grièvement brûlé ?
> – Celui qui ne sait rien.
> – De même c'est le pécheur inconscient qui encourt le plus grand démérite[40]. » (Mil. III, 37)

Cette thèse n'est pas nouvelle. Paul Dahlke la soutenait déjà au début du XXe siècle, en s'appuyant sur l'exemple du Bouddha lui-même : « Gautama, who later became the Buddha, does not begin his career as a saviour of the world [...]. Nothing lies further from his mind than the welfare of others. He seeks his own salvation and that only. It is a purely egoistical impulse[41]. » En effet, ce n'est qu'après son illumination, c'est-à-dire après le moment où il est sûr de ne plus renaître, que le Bouddha se tourne vers les autres. Et Dahlke de conclure sur l'aspect sordidement commercial de la théorie du *karman* : « The whole moral scheme in Buddhism is nothing but a sum in arithmetic set down by a clear, cold egoism ; as much as I give to others, as much will come again to me. *Kamma* is the most exact arithmetician in the world[42]. »

Il est vrai que la théorie du *karman* peut donner cette impression. Il s'agit, ni plus ni moins, de « rétribution des actes » et celle-ci est quantifiable. La théorie du *vijñānasaṃtāna* n'arrange rien, puisque c'est la pensée qui est rétribuée dans ce cas. Or, on a vu le rôle attribué à la dernière pensée par cette théorie. Ainsi, la morale bouddhique (*śīla*) ne serait pas une fin en soi, mais l'instrument d'une fin. Toutefois, il ne faut pas oublier que ce concept d'une morale comme instrument d'une fin supra-morale n'est pas propre au bouddhisme. Cette question n'est pas sans analogie avec la querelle des indulgences dans l'Occident médiéval.

Mais, dans le cas du bouddhisme, la thèse téléologique fait apparaître une contradiction. En effet, si seul le résultat de l'action compte, on a vu dans l'extrait du *Milindapañha* que le péché inconscient est alors au moins aussi grave que le péché conscient. Or la théorie du *vijñānasaṃtāna* s'oppose évidemment à cette idée, puisque la pensée y tient une place plus importante dans le *karman* que les actes.

La thèse de la transcendance

Une thèse encore plus audacieuse a été développée par des auteurs selon lesquels l'action éthique ne serait même pas un moyen d'atteindre le *nirvāṇa*, mais au contraire un frein. Cette thèse part du postulat suivant : le *nirvāṇa* est au-delà du bien et du mal. Par conséquent, aucune action, bonne ou mauvaise, ne permet d'y parvenir. Le *nirvāṇa* n'est plus qu'un but intellectuel et spéculatif, totalement déconnecté de la loi du *karman*. En fait, le *nirvāṇa* est même considéré comme l'antithèse du *karman*, puisqu'il est sinon amoral, du moins supra-moral. Dès lors, le concert des bonnes et des mauvaises actions n'a plus aucune influence sur la délivrance. Il n'en a que sur la renaissance dans une condition meilleure ou pire que l'existence actuelle.

Le seul moyen d'atteindre la délivrance demeure alors la méditation (*samādhi*) et la sagesse ou connaissance (*paññā*). Pour Winston L. King, l'éthique bouddhique n'est pas autre chose que cela : « « Ethics » for Buddhism is psychological analysis and mind control, not the search for a foundation of ethical principles, a hierarchical arrangement of ethical values, or an enquiry into their objectivity[43]. » Quant à l'action morale, il faut la laisser derrière soi. Si elle peut être utile pour une meilleure renaissance, elle entrave l'accès au *nirvāṇa*.

C'est sans doute ainsi qu'il faut interpréter la parabole du radeau dans le *Majjhimanikāya*. Le radeau sert à traverser la rivière, mais une fois la rivière traversée, il n'est plus utile : « Even so, monks, is the parable of the raft *Dhamma* taught by me for crossing over, not for retaining. You, monks, by understanding the parable of the raft, should get rid even of (right) mental objects, all the more of wrong ones[44]. » (M. I, 134-135) Comme l'écrit I.B. Horner, « Morality is to be left behind [...] like a raft once the crossing over has been safely accomplished. In other words, the *arahat* is above good and evil, and has transcended both[45] ».

La thèse de la compassion

Il a été beaucoup écrit que la thèse de la transcendance ne vaudrait que pour le bouddhisme *Hīnayāna*, alors que le *Mahāyāna* réhabiliterait au contraire le rôle de la compassion (*karuṇā*) dans l'éthique bouddhique. Selon la thèse de la compassion, l'action morale ne serait aucunement une entrave à l'accession au *nirvāṇa*. Au contraire, elle serait un moyen de l'atteindre. Elle en serait même l'un des éléments fondamentaux. Cette réhabilitation de l'éthique dans le *Mahāyāna* par rapport au *Hīnayāna* est sans doute à mettre en rapport avec l'idéal du Grand Véhicule, souvent décrit comme le fait de s'occuper des autres au même titre que de son propre *nirvāṇa*. La vertu, la tempérance et l'altruisme tiennent donc un rôle fondamental, rôle qui leur était quasiment refusé par les deux autres thèses.

De plus, on parle souvent du *Bodhisattva* comme de la figure idéale du *Mahāyāna*. Or, nous avons vu que le *Bodhisattva* est un être qui peut atteindre le *nirvāṇa*, mais qui y renonce par compassion. Il préfère rester dans le cycle des renaissances (*samsāra*) afin d'aider les autres à parvenir à leur propre illumination. Cet idéal du *Bodhisattva* constitue donc le triomphe de la compassion et de la morale (*śīla*) sur la méditation (*samādhi*) et la connaissance (*paññā*) comme instruments de l'illumination.

Il existe en outre une quatrième thèse, intermédiaire entre la thèse de la transcendance et celle de la compassion, selon laquelle l'accès au *nirvāṇa* nécessite à la fois l'action morale (*śīla*) et la sagesse (*paññā*). Sinon, l'éthique bouddhique subirait un déséquilibre, soit légaliste (prédominance du *śīla*), soit intellectuel (prédominance du *paññā*).

Interprétation

Il est plausible que la thèse de la transcendance ne soit valable effectivement que pour le Petit Véhicule tandis que la thèse de la compassion serait l'apanage du Grand Véhicule. En schématisant à l'extrême, on pourrait dire que la morale du *Hīnayāna* est personnelle, voire égoïste, et que sa figure idéale est l'*Arhat*, tandis que la morale du *Mahāyāna* est altruiste, et que sa figure idéale est le *Bodhisattva*. En réalité, cette distinction, bien que séduisante et souvent reproduite, est erronée. « Le fait est, écrit W. Rahula, que le Theravāda et le Mahāyāna acceptent unanimement l'idéal du Bodhisattva comme le plus élevé[46]. » Par exemple, le *Sumedha Jātaka* décrit l'une des vies antérieures du Bouddha au cours de laquelle, se prénommant Sumedha, il aurait pu devenir Bouddha en tant que disciple, mais y a renoncé par compassion. Il a préféré s'occuper du bien des autres[47]. C'est là l'idéal du *Bodhisattva*. Or les *Jātaka*, en tant que parties intégrantes du canon pāli, appartiennent à l'école *Theravāda* (l'école des « anciens »).

La seule chose que l'on peut affirmer, c'est que, même si l'idéal du *Bodhisattva* revêt la même importance dans le *Hīnayāna* que dans le *Mahāyāna*, ce dernier a développé toute une littérature spécifiquement dédiée aux *Bodhisattva* et qui fait défaut dans le canon pāli. C'est sans doute ce qui a poussé de nombreux auteurs à déduire hâtivement que l'idéal suprême du Petit Véhicule était l'*Arhat*. En outre, le *Bodhisattva* qui renonce au *nirvāṇa* pour aider les autres à l'atteindre devient fatalement une figure importante, dans le cadre d'un mouvement missionnaire comme l'est le bouddhisme. Le Bouddha lui-même avait fixé l'illumination universelle comme objectif de la communauté.

Il paraît à présent évident que la thèse de la transcendance n'est pas à mettre en rapport exclusivement avec le bouddhisme *Hīnayāna*, pas plus que la thèse de la compassion n'est à relier obligatoirement au *Mahāyāna*. Quelques auteurs ont tenté d'échafauder une autre distinction, celle qui pourrait exister entre un bouddhisme de moines et un bouddhisme de laïcs. Hajime Nakamura écrit : « Buddhist ethics should not be discussed as a whole or as a unit. It should be divided into two sections ; i.e., the ethics for the homeless (monks and nuns), and that for laymen[48]. »

Dans son étude *Buddhism and Society : A Great Tradition and its Burmese Vicissitudes*, Melford E. Spiro va encore plus loin. En se fondant sur l'étude d'une communauté bouddhique de Birmanie, il conclut à l'existence primitive de deux bouddhismes distincts, le « bouddhisme nirvânique » des moines et le

« bouddhisme karmique » des laïcs, qui ne se seraient confondus que beaucoup plus tard. Selon la doctrine karmique que Spiro attribue au bouddhisme du même nom, le *samsāra* (cycle des renaissances) et le *nirvāṇa* formeraient un continuum, de la souffrance de l'enfer à la non-souffrance du *nirvāṇa*, en passant par tous les degrés intermédiaires, dont l'état d'être humain. Selon la doctrine « nirvânique », en revanche, le *samsāra* et le *nirvāṇa* seraient deux réalités parallèles et distinctes, sans possibilité de passer de l'une à l'autre. Dans cette optique, même une incarnation en *deva* serait considérée comme un détour et non comme une étape sur le chemin de la libération.

On retrouve ici la thèse de la transcendance du *nirvāṇa* exposée plus haut. Celle-ci correspondrait donc au « bouddhisme nirvânique », tandis que la thèse de la compassion correspondrait au « bouddhisme karmique ». En d'autres termes, l'action morale n'a comme conséquence qu'une réincarnation plaisante, mais elle ne permet pas de s'échapper du cycle des renaissances (*samsāra*). Or, comme toute renaissance donne lieu à une existence et que toute existence est douleur, il s'agit bel et bien d'un détour sur la voie de la libération. « Meditation is *the* soteriological act of nibbanic Buddhism. Any other kind of action, even moral action, is subversive to salvation, for morality produces kamma, which in turn causes rebirth[49]. » C'est pourquoi l'action morale est laissée aux laïcs, praticiens du « bouddhisme karmique ». Quant aux moines, ils appliquent au contraire le « bouddhisme nirvânique », fait de méditation et de sagesse, mais où l'action morale est parfaitement inutile.

La théorie de M.E. Spiro ne résiste pas à l'examen. Tout d'abord, elle est fondée sur une étude sociologique. Elle n'apporte aucun texte à sa cause. De plus, l'étude en question ne concerne que la Birmanie. Or, on peut citer de nombreux pays de l'Antiquité, par exemple la Thaïlande et Ceylan, où les moines sont connus pour avoir pratiqué une morale (*śīla*) très pointilleuse. Elle n'était donc pas réservée aux laïcs. Pas plus, d'ailleurs, que l'accès au *nirvāṇa* n'était l'apanage des moines. Ainsi, le canon pāli cite quelques cas de laïcs ayant atteint l'état d'*Arhat* au même titre que n'importe quel moine[50]. De même, le Bouddha affirme dans le *Saṃyuttanikāya* qu'il n'existe aucune différence entre un moine et un laïc lorsque l'un et l'autre ont atteint la parfaite extinction, c'est-à-dire le *nirvāṇa*[51] (S. 55, 54).

En réalité, il est difficile de donner la priorité à une thèse plutôt qu'à une autre, dans la mesure où toutes schématisent sans doute beaucoup trop leurs positions. Seule la thèse intermédiaire, selon laquelle l'action morale et la sagesse sont également nécessaires à l'illumination, ne semble pas avoir été infirmée par les textes. Et s'il y a une distinction à faire, celle-ci ne concerne certainement pas le *Hīnayāna* et le *Mahāyāna*, ni même les moines et les laïcs. La seule différence qui nous intéresse est celle qui distingue l'être humain ordinaire du saint, *Arhat*, Bouddha ou *Bodhisattva*. Comme on l'a vu, la mort n'a pas la même signification quand il s'agit de l'un ou de l'autre. La mort de l'homme ordinaire implique la renaissance. Celle du saint annonce l'extinction dans le *nirvāṇa*. Dès lors, la maladie et la souffrance également prennent un sens différent pour l'humain ordinaire et pour le saint. Et ce dernier point n'est pas sans conséquences sur l'éthique médicale. À partir de ces prémisses, deux théories du devenir du corps humain vont s'affronter : la théorie bouddhiste, que l'on vient de voir, et la théorie ayurvédique.

Notes

1 Keown D, *The Nature of Buddhist Ethics*, p. 3.
2 *Ibid.*, p. 1.
3 La Vallée Poussin (de) L, *La Morale bouddhique*, p. viii.
4 Nakamura H, *Indian Buddhism : A Survey with Bibliographical Notes*, p. 3.
5 Jolly J, "Ethics and Morality (Hindu)", p. 497.
6 Mazars G, *La Médecine indienne*, p. 97.
7 *Ibid.*, p. 97.
8 Anesaki M, "Ethics and Morality (Buddhist)", p. 448.
9 *Chāndogya Upaniṣad*, v. 10, citée dans J. Jolly, "Ethics and Morality (Hindu)", p. 496-497.
10 Jolly J, "Ethics ans Morality (Hindu)", p. 497.
11 Sasaki GH, "The Concept of Kamma in Buddhist Philosophy", p. 203.
12 *Ṛgveda* X, 16, 3, cité dans Mazars G, « Souffrance et maladie dans le monde indien », p. 280.
13 *Bṛhad Aranyaka Upaniṣad* IV, 4-5, *Ibid.*, p. 280.
14 Senart E, *La Bhagavad-Gītā*, p. 7. De même, p. 6 : « L'âme, dans son corps présent, traverse l'enfance, la jeunesse, la vieillesse ; après celui-ci, elle revêtira de même d'autres corps » (BG II, 13).
15 Finot L, *Les Questions de Milinda*, p. 114.
16 La Vallée Poussin (de) L, "Death and Disposal of the Dead (Buddhist)", p. 447.
17 Finot L, *Les Questions de Milinda*, p. 57-58.
18 Cité dans L. de La Vallée Poussin, « La Négation de l'âme et la Doctrine de l'acte », p. 255-256.
19 *Ibid.*, p. 256.
20 La Vallée Poussin (de) L, « La Négation de l'âme et la Doctrine de l'acte », p. 290.
21 *Ibid.*, p. 263.
22 *Ibid.*, p. 246.
23 Cité dans L. de La Vallée Poussin, « La Négation de l'âme et la Doctrine de l'acte », p. 255.
24 Finot L, *Les Questions de Milinda*, p. 122.
25 *Ibid.*, p. 87-88.
26 *Ibid.*, p. 122-123.
27 La Vallée Poussin (de) L, « La Négation de l'âme et la Doctrine de l'acte », p. 276.
28 *Ibid.*, p. 276.
29 Filliozat J, *L'Inde classique. Manuel des études indiennes*, vol. 2, p. 541.
30 Cité dans L. de La Vallée Poussin, "Death and Disposal of the Dead (Buddhist)", p. 449.
31 Finot L, *Les Questions de Milinda*, p. 134-135.
32 La Vallée Poussin (de) L, « La Négation de l'âme et la Doctrine de l'acte », p. 278.
33 Finot L, *Les Questions de Milinda*, p. 137-138.
34 *Ibid.*, p. 68.
35 La Vallée Poussin (de) L, "Death and Disposal of the Dead (Buddhist)", p. 446.
36 C'est la voie la plus « orthodoxe » de l'hindouisme. Il existe une seconde voie vers la délivrance dans l'hindouisme, celle qu'offre le yoga et qui aboutit au *Puruṣa* (littéralement « mâle », « homme »), l'Absolu. Cf. Madeleine Biardeau, *Clefs pour la pensée hindoue*, Paris, Seghers, 1972, p. 35-43. Il s'agit, en guise de délivrance, d'une simple prise de conscience de l'identité *ātman-brahman*, c'est-à-dire de la valeur universelle de l'âme individuelle. Cette prise de conscience ne peut pas être produite par l'étude ou par l'ascétisme. Il faut perdre la conscience de soi par la méditation. Le yoga en est la technique la plus élaborée.
37 Jayatilleke KN, "The Ethical Theory of Buddhism", p. 195.

38 *Ibid.*, p. 197.
39 Cf. par exemple Keown D, *The Nature of Buddhist Ethics.*
40 Finot L, *Les Questions de Milinda*, p. 140.
41 Dahlke P, *Buddhist Essays*, p. 130.
42 *Ibid.*, p. 130.
43 King WL, *In the Hope of Nibbâna*, p. 4-5.
44 Traduction Horner IB, *The Collection of the Middle Length Sayings (Majjhima-Nikāya).*
45 Horner IB, *The Basic Position of Śīla*, p. 1, cité dans D. Keown, *The Nature of Buddhist Ethics*, p. 92.
46 Rahula W, « L'Idéal du Bodhisattva dans le Theravāda et le Mahāyāna », p. 63.
47 Cowell EB, *The Jâtaka, or Stories of the Buddha's Former Births*, p. 16.
48 Nakamura H, *Indian Buddhism : A Survey with Bibliographical Notes*, p. 74.
49 Spiro ME, *Buddhism and Society* [...], p. 93.
50 Cf. le *Dhamma-ādāsa* et le *Ginjakā-vasatha*, PTS, cités dans M. Anesaki, « Ethics and Morality (Buddhist) », p. 452, note 7.
51 Cf. C.A.F. Rhys Davids *et al.*, *The Book of the Kindred Sayings (Saṃyutta-nikāya)*, v. 410.

La médecine dans la littérature bouddhique

Les concepts médicaux dans la littérature bouddhique

Les huit branches de la médecine

On a vu que les traités classiques de l'Āyurveda divisaient la médecine en huit branches[1] (*aṣṭāṅga*). Cette division semble cependant plus ancienne puisque, comme le souligne J. Mitra[2], le *Mahābhārata*, bien qu'il ne soit pas un texte médical, mentionne l'existence de huit branches de la médecine, sans toutefois les nommer (Mbh II, 5, 61). On retrouve cette division de la médecine dans les textes bouddhiques. Par exemple, le *Brahmajālasutta* du *Dīghanikāya* mentionne sept des huit branches de l'Āyurveda. C'est aussi le premier texte non médical à les désigner par leur nom. Il distingue la science des aphrodisiaques (*vassakamma*), l'oto-rhino-laryngologie et l'ophtalmologie (*sālākiya*), la chirurgie (*sallakattiya*), la pédiatrie, l'obstétrique et la gynécologie (*dāraka-tikicchā*) et la médecine interne ou thérapeutique générale (*osadhi-paṭimokkho*) (DN I, II, 27). Ailleurs, il ajoute la toxicologie (*visavijjā*) et la psychiatrie (*bhūtavijjā*) (DN I, II, 21).

Deux remarques : la première, c'est que le *Dīghanikāya* cite les branches de l'Āyurveda dans le désordre par rapport aux traités classiques de Caraka et Suśruta. La seconde c'est qu'il n'en cite que sept. Il manque à cette liste la mention de la médecine tonifiante ou gériatrie (*rasāyana*). Cette lacune trouve son explication dans un texte canonique bouddhiste : la médecine tonifiante y est en effet de peu d'intérêt, puisque prolonger la vie n'est pas nécessaire dans le bouddhisme. Au contraire, la mort permet d'atteindre plus vite l'état d'*Arhat*. En revanche, c'est le but de l'Āyurveda en tant que « savoir sur la longévité ». C'est sans doute la raison pour laquelle on ne trouve nulle part dans les textes bouddhiques le terme *Āyurveda*, y compris dans les textes qui parlent de médecine comme le *Mahāvagga* du *Vinayapiṭaka*. Ils le remplacent par des synonymes, par exemple *tikicchā* (skr. *cikitsā*, « thérapeutique », de la racine *CIT*, qui signifie « prendre soin »). Dans un cas, l'accent est mis sur la maladie comme obstacle à une longue vie, dans l'autre, sur les moyens d'apaiser la souffrance.

Le canon pāli n'est pas le seul à mentionner les branches de la médecine. Le pèlerin bouddhiste chinois Yi Jing (VIIe siècle) évoque les huit articles et en indique le contenu. Or, on remarque que sa description concorde parfaitement avec celles de Caraka et Suśruta (dans un ordre sensiblement différent) et surtout qu'il n'omet pas la médecine tonifiante. Chez lui, la concordance avec l'Āyurveda classique se constate jusque dans les détails. Par exemple, comme le précise Liétard[3], Yi Jing décrit la pédiatrie comme la branche qui traite des maladies des enfants de la naissance à seize ans, ce qui est également l'âge indiqué par Caraka.

Par ailleurs, Yi Jing mentionne sans le nommer un ouvrage récent abrégeant les huit articles de la médecine : « These eight arts formerly existed in eight books, but lately a man epitomised them and made them into one bundle[4]. » On a vu que l'ouvrage mentionné était sans doute le *Yogaśataka* de Nāgārjuna. Cet ouvrage, le seul qui suive dans son plan les huit branches de la médecine, certes avec quelques variantes par rapport à Caraka et Suśruta, témoigne de la connaissance par les auteurs bouddhistes des divisions classiques de l'Āyurveda (à supposer que le Nāgārjuna en question soit bouddhiste. Cf. la discussion sur cet auteur plus haut). Ces variantes relèvent moins d'une conception fondamentalement différente que d'un réel embarras doctrinal, comme l'indique l'inclusion ou l'exclusion de la gériatrie. Ici, la volonté de valider les usages médicaux de l'époque l'emporte. Là, c'est la nécessité d'en corriger les aspects les plus grossièrement contradictoires avec la doctrine bouddhique.

Bhūta, dhātu et doṣa

Outre les huit articles de la médecine, la littérature bouddhique connaît les notions de *bhūta* (les cinq éléments : vide, vent, feu, eau, terre), de *dhātu* (les sept substances organiques : chyle, sang, chair, graisse, os, moelle, sperme) et de *doṣa* (les trois principes pathogènes : vent, bile, phlegme). Il existe cependant quelques variantes. On peut noter, par exemple, le caractère interchangeable des termes *bhūta* et *dhātu* dans les textes bouddhiques. De plus, la plupart de ces textes ne connaissent que quatre éléments, la terre, l'eau, le feu et le vent, qu'ils appellent respectivement *paṭhavīdhātu, apodhātu, tejodhātu* et *vāyodhātu*[5]. Rares sont les textes qui mentionnent le cinquième *bhūta*, c'est-à-dire le vide[6].

En revanche, les références à la théorie des *tri-doṣa* sont nombreuses. Elles démontrent la connaissance par les textes bouddhiques d'une des théories fondamentales de l'Āyurveda. Cette théorie des *tri-doṣa*, tout comme les huit articles de la médecine, semble ancienne. L'*Atharvaveda* recommande déjà des charmes à utiliser contre les maladies provoquées par la perturbation du vent (*vāta*), de la bile (*pitta*) et du phlegme (*śleṣman*) (AV I, 12). La connaissance des *doṣa* par les textes bouddhiques semble toutefois assez rudimentaire. Le *Mahāvagga* du *Vinayapiṭaka* fait ainsi souvent référence aux *doṣa*, mais sans les citer. Par exemple, un de ses épisodes fait allusion à un moine qui souffrirait d'une « hyperfluidité d'un *doṣa* » (MV VI, 14, 12). Plus loin, c'est le Bouddha lui-même qui en souffrirait : « A disturbance, Ananda, has befallen the humours (*doṣas*) of the

Tathāgata's body ; the Tathāgata wishes to take a purgative[7]. » (MV VIII, 1, 30-33) Dans un autre passage du *Mahāvagga*, le Bouddha décrit les dix mérites du riz au lait. Parmi eux, la régulation des *doṣa* : « Tenfold is the merit attached to rice-milk. He [...] sets right the humours (*doṣa*) of the body » (MV VI, 24).

Les trois *doṣa*, *vāta* (le vent), *pitta* (la bile) et *śleṣman* (le phlegme), sont explicitement désignés dans les *Jātaka* (J. 11, 191). De même dans un passage du *Lalitavistara* qui fait référence aux pouvoirs thaumaturgiques de Mahā Māyā, la mère du Bouddha : « Et tous les êtres qui étaient atteints de diverses maladies nées de l'union du vent, de la bile et du phlegme [...], tous, aussitôt que la mère du Boddhisattva eût étendu la main droite sur leur tête, ayant été délivrés de leurs maladies, s'en retournèrent chacun dans sa demeure[8]. » (Lv VI) Dans le *Saddharmapuṇḍarīka*, les *doṣa* sont comparés aux trois « poisons moraux » du bouddhisme : « La passion (*rāga*), la haine (*dveṣa*), l'erreur (moha) [...] sont comparables au vent, à la bile et au phlegme[9]. » (SP V) Le *Milindapañha* connaît quant à lui la théorie ayurvédique complète des *tri-doṣa*, puisqu'il cite leur rôle dans la production des maladies (Mil. IV, 62-66). On est ainsi passé de simples allusions aux *tri-doṣa* dans le *Mahāvagga*, à la formulation complète de la théorie dans le *Milindapañha*.

Par ailleurs, il est probable que les bouddhistes aient développé leur propre théorie pathogénique. En effet, si on constate bien dans les textes bouddhiques des références aux *tri-doṣa* conformes aux enseignements de l'Āyurveda, on remarque aussi, de temps à autre, des théories parallèles. Jolly remarque par exemple dans le manuscrit Bower, d'origine bouddhiste, la mention de quatre *doṣa* au lieu de trois. Le sang y est considéré comme le quatrième *doṣa*, en plus du vent, de la bile et du phlegme[10].

D'autres textes développent une théorie pathogénique complètement différente. Yi Jing attribue au Bouddha en personne la rédaction d'un *sūtra* sur la médecine. Il en cite même un passage, dans lequel il prête au Bouddha la formulation des causes des maladies comme déséquilibres de quatre grands éléments (*mahābhūta*) : le vent, le feu, l'eau et la terre[11]. Il s'agit de quatre des cinq éléments reconnus par l'Āyurveda et on remarque qu'ils correspondent aux quatre éléments mentionnés par les textes bouddhiques qui ignorent le vide. Cette théorie n'est pas si éloignée de la théorie des *tri-doṣa*, dans la mesure où les trois *doṣa*, vent, bile et phlegme, sont les équivalents organiques respectifs des trois éléments vent, feu et eau. La seule différence réside donc dans l'ajout de la terre comme agent pathogène. Chacun des quatre éléments serait responsable de 101 maladies, ce qui donnerait un total de 404 maladies[12].

Subba Reddy souligne néanmoins un point important : la surprise de Yi Jing face à cette théorie qu'il attribue au Bouddha. « It is pointed out that Buddha attributed failure of health to the desequilibrium of four great elements, earth, water, fire and air. I-tsing, however, adds a very illuminating comment. If we discuss sickness, according to the common custom, there are only 3 kinds, instead of 4[13]. » Ceci montre clairement la connaissance par Yi Jing de la théorie des *tri-doṣa*. Ce *sūtra* du Bouddha n'a-t-il dès lors jamais existé ? Ce qu'on peut dire, c'est que Yi Jing n'a pas inventé cette théorie. La notion de 101 « heurs » est en effet connue de l'*Atharvaveda* : « Pour chaque mortel cent et un heurs sont nés / dès sa naissance en même temps que son corps : / les pires d'entre eux, nous les chassons d'ici[14]. » (AV VII, 115) Le problème réside dans le fait que ces « heurs » peuvent être bons ou mauvais, ce qui n'est pas le cas lorsqu'on traite des maladies.

Les maladies et leurs traitements dans la littérature bouddhique

La littérature bouddhiste du canon pāli ne contient aucun texte proprement médical. Cependant, on trouve, éparpillées dans le canon, les mentions d'une cinquantaine de maladies. Certaines ne sont indiquées que par leurs noms, d'autres par leurs symptômes, d'autres par leurs traitements. Parfois, un traitement peut être recommandé, sans que la maladie visée ne soit clairement identifiée. Le texte du canon pāli le plus intéressant de ce point de vue est le *Mahāvagga* du *Vinayapiṭaka*, essentiellement son chapitre VI, « Sur les médicaments » (*Bhesajjaka*), et le début de son chapitre VIII, qui évoque la vie du chirurgien Jīvaka. Ce ne sont pas ces passages qui citent le plus grand nombre de maladies (le chapitre VI en cite une vingtaine), mais ce sont dans ces textes qu'on trouve le plus de détails sur leurs symptômes et leur traitement.

Les affections citées dans le chapitre VI du *Mahāvagga*[15]

MV VI, 1 : *sāradikābādha* (maladie '*ābādha*' qui se manifeste en automne). Les symptômes sont décrits en détail : les moines vomissent leurs repas, deviennent maigres, leur peau est rugueuse, ils ont mauvaise mine, leur teint est jaune, leurs veines saillantes. Comme remède, le Bouddha autorise l'usage de cinq médicaments : le beurre clarifié (*ghī*), le beurre, l'huile, le miel et la mélasse.

MV VI, 9 : *thulla kacchābādha* (pustules). Contre cette affection, dont souffre Velatthasīsa, précepteur d'Ananda, le Bouddha autorise une poudre médicinale et pour sa préparation, le pilon et le mortier.

MV VI, 10 : *amānusikābādha* (« maladie non-humaine »). Le Bouddha autorise l'usage de viande crue et de sang de porc contre cette affection. Elle n'est répertoriée dans aucun texte médical sanskrit. Aucun symptôme n'en est décrit.

MV VI, 11 : *cakkhurogābādha* (« maladie de l'œil »). Contre cette affection de l'œil mal définie, le Bouddha autorise l'usage de collyres (*añjana*) de différentes sortes. L'*Uttaratantra* de la *Suśrutasaṃhitā*, attribué à Nāgārjuna, étudie les maladies de l'œil en détail (SS VI, I-XIX). La prescription désordonnée des diverses sortes d'*añjana* dans le *Mahāvagga* semble empruntée à ce texte, plus méthodique et plus complet (SS VI, XVIII, 26-51).

MV VI, 13 : *sīsābhitāpa* (mal de tête). Pour soulager le moine Pilindavaccha de son mal de tête, le Bouddha autorise l'application d'huile sur son front, mais devant l'échec, il permet l'administration d'un remède par inhalation. La *Suśrutasaṃhitā* connaît les deux types de traitement (SS VI, XXVI, 6-7 et SS VI, XXVI, 4-5) et les développe beaucoup plus.

MV VI, 14, 1 : *vātābādha* (skr. *vātavyadhi* ou *vātaroga*) (« maladie du vent »). Ce terme générique désigne les maladies attribuées aux dérangements du vent, comme celle dont souffre le moine Pilindavaccha dans le *Mahāvagga*. Le Bouddha autorise comme remède une décoction d'huile mélangée à une boisson forte, à utiliser avec modération.

MV VI, 14, 2 : *aṅgavāta* (rhumatismes). Contre les rhumatismes du moine Pilindavaccha, le Bouddha autorise comme traitement la sudation dans un bain chaud rempli d'herbes. Cette maladie (sous le nom de *sarvāṅgavāta*), de même que le traitement proposé sont déjà mentionnés par Caraka (CS VI, XXVIII, 25-26).

MV VI, 14, 3 : *pabbavāta* (skr. *parvavāta*) (« affection du vent »). C'est une autre maladie « venteuse » qui affecte ici Pilindavaccha. Pour le guérir, le Bouddha autorise la saignée à l'aide d'une corne. Cette thérapeutique correspond exactement au traitement de la maladie désignée sous le nom de *vātarakta* (« sang venteux ») dans la *Carakasaṃhitā* (CS VI, XXIX, 36) et dont les symptômes font penser à une crise de goutte.

MV VI, 14, 4 : *pāda-phālita* (gerçure du pied). Le Bouddha autorise l'utilisation d'un onguent pour le pied de Pilindavaccha. Cette affection est identique au *pādadāri*, que l'on trouve chez Suśruta (SS II, XIII, 22-25).

MV VI, 14, 5 : *gaṇḍa* (furoncle). Pour supprimer les furoncles d'un moine, le Bouddha autorise leur ouverture à l'aide d'un instrument tranchant. Ce qui montre sa connaissance des méthodes chirurgicales. Il autorise aussi une décoction d'herbes astringentes pour laver les plaies, une pommade à base de sésame, mais aussi des compresses et des bandages, ainsi que de la poudre de moutarde pour apaiser les démangeaisons. Il autorise la pratique de fumigation des plaies. Dans la mesure où la *Suśrutasaṃhitā* s'intéresse particulièrement à la chirurgie, il n'est pas étonnant d'y trouver de nombreux détails sur les furoncles. Suśruta enseigne la même thérapeutique que le Bouddha (SS I, V, 10-12). Cette maladie est citée, avec quatre autres, dans un passage différent du *Mahāvagga* (MV I, 31, 88-89) : en souffrir interdit l'entrée dans le *Saṃgha*, la communauté des moines.

MV VI, 14, 6 : morsure de serpent. Contre les morsures de serpents, le Bouddha autorise des préparations à base de fiente, d'urine, de cendre et d'argile. Ce traitement est très intéressant, puisqu'il s'est trouvé des bouddhistes pour s'en offusquer, surtout de l'usage d'excréments et d'urines. Par exemple, le pèlerin chinois Yi Jing, au VIIe siècle, écrit : « When a sickness arises, people use the urine and faeces as medicaments ; sometimes the dung of pigs or cats which is kept in jars. People call it the « dragon decoction », which, though beautifully named, is the worst of filthy remedies[16]. » Yi Jing n'arrive pas à croire que le Bouddha, tel qu'il apparaît dans le *Mahāvagga*, ait pu prescrire de telles substances comme médicaments. Si le Bouddha les autorise cependant dans ce texte, c'est que l'usage en était répandu à son époque. La *Carakasaṃhitā* recommande ainsi ce genre de produits dans de très nombreux cas (par exemple CS VI, IX, 75 ; VI, X, 41 ; VI, XIV, 41-51 ; VII, IV, 12).

MV VI, 14, 7 : empoisonnement. Le Bouddha autorise la préparation d'une décoction de fiente en guise d'émétique. Même remarque : le Bouddha se contente de valider un usage.

MV VI, 14, 8 : *gharadiṇṇakābādha* (alcoolisme). Contre l'intoxication due à l'abus de boissons alcoolisées, le Bouddha autorise la préparation d'une décoction à base de terre labourée. Ce mal est connu des textes ayurvédiques sous le nom de *madātyaya* (par exemple CS I, V, 45).

MV VI, 14, 9 : constipation. Le Bouddha autorise une décoction à base de cendres de riz brûlé.

MV VI, 14, 10 : *pāṇḍu* (« paleur morbide »). L'affection désignée sous ce nom a été tantôt identifiée à la jaunisse[17], tantôt à l'anémie[18]. En fait, le terme a servi à désigner diverses affections aux symptômes voisins, que les médecins indiens de l'Antiquité ne sont pas parvenus à individualiser. On en trouve la mention chez Caraka (CS I, XVIII, 6). Le Bouddha autorise en la matière une décoction d'urine. Ce traitement ne semble pas emprunté aux traités ayurvédiques.

MV VI, 14, 11 : *chavidoṣābādha* (urticaire). Le Bouddha autorise un onguent à base de soufre à appliquer sur tout le corps. Ce mal est équivalent au *sitapidakā* des textes ayurvédiques (CS II, I, 27).

MV VI, 14, 12 : *doṣābhisanna* (déséquilibre ou hyperfluidité d'un *doṣa*). Le Bouddha autorise divers remèdes, dont un purgatif, du bouillon de viande, etc. Ce passage représente un des multiples exemples de la connaissance de la théorie des *tri-doṣa* dont fait preuve le *Mahāvagga*.

MV VI, 16 : *udaravātābādha* (« vent dans l'abdomen », il s'agit probablement de flatulences). Cette maladie est un type de *vātābādha*, dont on a vu que le moine Pilindavaccha avait souffert (MV VI, 14, 1). Ici, un autre moine atteint par la maladie du « vent dans l'abdomen » reçoit l'autorisation du Bouddha de consommer un gruau salé en guise de remède. Le Bouddha lui-même aurait souffert de ce trouble (MV VI, 17) et Ananda lui aurait préparé un gruau contenant « trois (substances) piquantes » (*tekaṭu*, skr. *trikaṭu*) – gingembre (*śuṇṭhi*), poivre long (*pippalī*), poivre noir (*marica*) – que le Bouddha aurait refusé de consommer, pour des raisons éthiques.

MV VI, 20 : *kāyadāhābādha* (« sensation de brûlure sur le corps »). Pour guérir le moine Sāriputta de ce mal, le moine Moggallāna lui apporte des tiges de lotus dont la consommation supprime la sensation de brûlure.

MV VI, 22 : *bhagandala* (fistule anale). Le chirurgien Akāsagotta incise la fistule anale d'un moine, mais le Bouddha s'en offusque et interdit l'opération pour l'avenir.

Les maladies traitées par Jīvaka[19]

La première intervention médicale de Jīvaka recencée dans le chapitre VIII du *Mahāvagga* concerne le traitement du *sīsābhitāpa* (mal de tête), dont le moine Pilindavaccha avait aussi souffert (cf. *supra*, MV VI, 13). Ici, Jīvaka doit soigner la femme d'un riche marchand de Sāketa, qui en souffre depuis sept ans. Le remède utilisé est le même que dans le cas de Pilindavaccha. Jīvaka fait inhaler à sa patiente du beurre clarifié et différentes herbes (MV VIII, 1, 8-13).

La deuxième intervention de Jīvaka consiste à soulager d'une fistule anale (*bhagandala*) le roi Bimbisāra de Magadha. Le cas est intéressant, car le texte précise que Jīvaka l'a guéri grâce à un simple onguent. Il ne donne pas plus de détails, mais cela sert à démontrer la grande qualification de Jīvaka, qui n'a pas eu besoin de recourir à la chirurgie, comme Akāsagotta (cf. *supra* MV VI, 22), alors qu'il est lui-même chirurgien (MV VIII, 1, 14-15).

La troisième intervention concerne à nouveau un *sīsābhitāpa* (mal de tête). Il s'agit de guérir un marchand de Rājagriha qui en souffre lui aussi depuis sept ans (on note à quel point ces cas sont stéréotypés). Ici, Jīvaka utilise la chirurgie. Il ouvre le crâne du marchand avec une lancette et découvre que le mal de tête était dû à la présence de deux vers parasites. Il les retire du crâne, le referme et applique une pommade. On remarque là un exemple de maladie mal définie puisque le même mot, *sīsābhitāpa*, sert à désigner deux affections distinctes. L'une se guérit par des inhalations alors que l'autre, due aux vers, ne se guérit que par la chirurgie. Seuls les symptômes sont communs, d'où la confusion (MV VIII, 1, 16-20).

La quatrième intervention de Jīvaka consiste à défaire un « nœud dans les intestins » (*antagaṇṭhābādha*) du fils d'un marchand de Bénarès. Il ne peut plus rien digérer de ce qu'il mange, il est faible, sans couleur, amaigri. Jīvaka ouvre le ventre, sort les intestins, défait le « nœud », remet les intestins en place, referme et applique un onguent (MV VIII, 1, 21-22). Cette affection ressemble par ses symptômes à l'« obstruction de l'abdomen » (*baddhagudodara*), probablement une occlusion intestinale, décrite par Caraka (CS VI, XIII, 39-41).

Pour sa cinquième intervention, Jīvaka doit guérir le roi Paggota d'Ujjain d'un mal qu'on a déjà évoqué (MV VI, 14, 10) : *pāṇḍu* (la « paleur morbide »). Pour ce faire, il est obligé de prescrire au roi du beurre clarifié. Or celui-ci est allergique au beurre. Jīvaka lui fait donc croire qu'il s'agit seulement d'une tisane et parvient à le convaincre de la boire. Dans un premier temps, Paggota ne se rend compte de rien et il guérit. Ce passage vise à montrer, non l'habileté de Jīvaka en tant que chirurgien, mais son astuce en tant que médecin. Un médecin ne doit pas seulement connaître des remèdes et des méthodes, il doit aussi savoir convaincre ses patients, quitte à leur mentir. Par ailleurs, on remarque, là encore, la différence de traitement pour deux maladies désignées par le même nom. Alors que le Bouddha autorisait une décoction d'urine, Jīvaka prescrit du beurre clarifié (MV VIII, 1, 23-29).

La sixième intervention de Jīvaka concerne le Bouddha, atteint d'un déséquilibre des *doṣa* (*doṣābhisanna*). On a déjà mentionné cette maladie (MV VI, 14, 12), mais une fois encore, le traitement appliqué par Jīvaka diffère radicalement de celui prescrit dans le chapitre VI du *Mahāvagga*. Il commence par enduire d'huile le corps du Bouddha et le laisse ainsi quelques jours. Puis il prépare une décoction de différentes herbes qu'il fait inhaler au Bouddha. Enfin, il prescrit un bain d'eau chaude et l'abstention de la consommation de nourriture liquide (MV VIII, 1, 30-33).

Analyse

D'autres textes mentionnent des maladies, avec plus ou moins de détails. Le chapitre I du *Mahāvagga* (MV I, 31, 88-89) cite ainsi les cinq affections qui interdisent l'entrée dans le *Saṃgha*. J.R. Haldar a relevé que le *Milindapañha* affirme l'existence de 98 maladies, mais sans les nommer toutes[20]. Le *Dasakanipāta* de l'*Aṅguttaranikāya* en énumère et en nomme quant à lui 49 (A. X, VI, 60). On trouve aussi des énumérations de maladies dans le *Lalitavistara*, en particulier dans les passages qui font référence aux pouvoirs thaumaturgiques de la mère du Bouddha.

Les *Jātaka* rapportent quant à eux une autre intervention de Jīvaka, à nouveau sur le Bouddha, après que Devadatta a jeté une pierre sur son pied. Jīvaka ouvre le pied avec un couteau, laisse s'écouler le sang vicié et cautérise la plaie (J. n°533). Les *Jātaka*, en tant que récits des « Vies antérieures du Bouddha » regorgent d'anecdotes « médicales » de ce type. Leur intégration au *Tripiṭaka* permet d'attester de façon sûre l'ancienneté des connaissances médicales de l'Inde ancienne contenues dans les traités classiques. En revanche, elle ne permet aucunement d'en conclure que ces connaissances sont un emprunt des traités classiques au bouddhisme. En effet, selon E.B. Cowell, à qui l'on doit la monumentale traduction anglaise des *Jātaka*, ces histoires sont elles-mêmes d'origine brahmanique. Le bouddhisme aurait ainsi repris à son compte ces légendes pour leur valeur exemplaire et se serait simplement contenté de substituer le Bouddha aux références hindoues qu'elles contenaient.

En ce qui concerne l'énumération des affections et de leur traitement dans le chapitre VI du *Mahāvagga*, sauf en une occasion, ce n'est pas le Bouddha qui invente le remède qu'il prescrit. Il ne fait qu'utiliser des remèdes ayurvédiques. On en a la certitude dans un petit nombre de cas. Dans tous les autres, on peut s'en apercevoir dans la mesure où le Bouddha prescrit moins un traitement qu'il ne l'autorise. Ce qu'il recommande constitue une concession aux exigences de la médecine et ne témoigne en aucune façon d'une quelconque innovation médicale de sa part. En outre, lorsque le Bouddha cite les différents produits que les moines sont autorisés à utiliser comme médicaments – racines (MV VI, 3), feuilles (MV VI, 5), fruits (MV VI, 6), gommes (MV VI, 7), sels (MV VI, 8) –, il n'en donne pas une liste exhaustive, comme dans les traités ayurvédiques. Il se contente d'en citer quelques-uns et renvoie à l'usage pour les autres. C'est le signe d'un emprunt aux pratiques médicales indiennes de son époque.

En revanche, le *Mahāvagga* fait preuve d'une originalité frappante par rapport aux traités classiques d'Āyurveda. Il ne présente que des cas cliniques. Il ne s'agit pas, comme dans la *Carakasaṃhitā* et la *Suśrutasaṃhitā*, de décrire les symptômes généraux d'une maladie et de prescrire un traitement adapté chaque fois qu'elle se manifeste, mais simplement de guérir des cas précis, avec leurs symptômes propres. Dans certains passages, le moine malade est même nommément cité : par exemple Velatthasīsa, Pilindavaccha, Sāriputta ou le Bouddha en personne. On peut faire la même remarque à propos des interventions de Jīvaka sur le Bouddha, mais aussi sur les rois Bimbisāra et Paggota. K.N. Udupa fournit une bonne explication à cette originalité : « The Buddhist philosophy mainly follows the direct perception as the source of knowledge [...]. Further, the Buddhists believe in the practical experiences of individuals in life rather than too much idealistic discussion[21]. » Cette opposition entre la spéculation métaphysique et la science pratique n'existe pas dans l'hindouisme. Au contraire, comme l'indique J. Filliozat, toutes deux s'y accordent parfaitement[22]. Cela montre à quel point les traités classiques sont imprégnés de culture hindoue.

Par ailleurs, on remarque que tous les traitements proposés mettent en œuvre des produits d'origine naturelle ou encore des techniques chirurgicales audacieuses. C'est un texte bouddhique, en l'occurrence le *Saddharmapuṇḍarīka*, qui témoigne de la connaissance par les Indiens de la technique de l'injection. Le texte décrit tous les modes d'administration de drogues qu'il connaît – broyées, cuites, mixées à la nourriture ou à la boisson, introduites dans le corps avec une baguette, mais aussi avec une seringue[23] (SP V). Cela montre l'avance des techniques thérapeutiques en Inde. À chaque maladie correspond donc une thérapie naturelle et totalement rationnelle. Mais là encore, on ne peut pas en conclure à la rationalisation de la médecine par le bouddhisme, car certains textes bouddhiques mentionnent, tout autant que l'*Atharvaveda*, des pratiques médicales magico-religieuses.

Traitements naturels, traitements surnaturels

La matière médicale dans les textes bouddhiques

Les plantes ne sont pas les seules substances à entrer en considération lorsqu'il s'agit de remède médical. « Toutes les substances existantes peuvent être utilisées comme médicaments à condition d'en user rationnellement et dans un but bien précis », dit Caraka (CS I, XXVI, 12). Toute substance peut être drogue (*bheṣaja*), c'est-à-dire utilisée comme médicament ou entrer dans sa composition : les substances végétales, les substances animales, les substances minérales.

Caraka en donne une classification extrêmement précise : « On utilise les produits d'origine animales tels que le miel, le lait et ses sous-produits, la bile, la graisse, la mœlle, le sang, la chair, certains excréments, l'urine, la peau, le sperme, l'os, les ligaments, la corne, les ongles, les sabots, les poils, les concrétions biliaires. Le groupe des minéraux utilisés comprend : l'or, les cinq métaux (l'argent, le cuivre, le fer, le plomb, l'étain) ainsi que leurs sous-produits, la silice, les calcites, le réalgar, l'orpiment, les pierres précieuses, les sels, l'ocre et la galène (sulfure de plomb). » (CS I, I, 68-70) En ce qui concerne les plantes, il les divise en quatre catégories : celles qui produisent des fruits, celles qui produisent des fleurs et des fruits, celles qui sont récoltées après fructification et maturation, et enfin les plantes diverses. « On utilise la racine, l'écorce, le bois du cœur des arbres, les exsudats, les tiges, les jus, les feuilles fraîches, les hydroxydes basiques, le latex, les fruits, les fleurs, la cendre, l'huile, les épines, les bourgeons à feuilles ou à fleurs, les tubercules. » (CS I, I, 73-74) La classification de Suśruta, bien que différente – Suśruta distingue d'abord les substances animées et les substances inanimées –, rejoint celle de Caraka en ce qui concerne les plantes, qu'il divise lui aussi en quatre catégories sensiblement identiques (SS I, I, 28-29).

De telles classifications, auxquelles s'en ajoutent d'autres, par exemple en fonction des propriétés et de la composition propre de chaque substance, sont inconnues des textes bouddhiques. Les remèdes ne sont jamais cités ou ordonnés de manière systématique comme dans les traités classiques de l'Āyurveda. Les textes les plus précis se livrent à des énumérations élémentaires, sans véritable objet médical. Cela ne doit pas surprendre, puisqu'il ne s'agit pas de traités médicaux. Le *Milindapañha*, à l'occasion d'une discussion dans laquelle Nāgasena explique que toute substance terrestre est périssable, dresse une longue liste, dans laquelle on peut lire ceci : « we find grass, and creepers, and shrubs, and trees, and medicinal herbs[24]. » (Mil. IV, 7, 2) Aucune autre source ne va beaucoup plus loin dans une quelconque entreprise typologique. En réalité, les allusions aux plantes, substances animales ou minérales utilisées comme médicaments sont éparses, réparties sur l'ensemble de la littérature bouddhique. Un travail de recension en a été fait par Jyotir Mitra dans son livre *A Critical Appraisal of Āyurvedic Material in Buddhist Literature.*

J. Mitra dénombre 435 plantes citées dans la littérature bouddhique, auxquelles il faut ajouter 64 espèces non-identifiées. On est loin des 3 000 espèces végétales connues de l'Āyurveda. En outre, si certaines références identifient clairement un grand nombre de plantes pour leurs vertus curatives, s'attardant même sur leur posologie, comme on l'a vu dans le *Mahāvagga*, d'autres se bornent à en constater l'existence. Il en va de même pour les métaux, les minéraux et les pierres précieuses. Toujours selon J. Mitra, 24 métaux sont mentionnés dans les textes bouddhiques, plusieurs d'entre eux étant en fait des synonymes pour l'or. Mais contrairement aux traités ayurvédiques, ces textes restent muets quant à leur utilité thérapeutique. C'est aussi le cas des cinq minéraux cités, auxquels les bouddhistes n'attribuent aucune vertu médicale, mais soulignent en revanche l'utilisation cosmétique. Enfin,

J. Mitra compte 21 pierres précieuses clairement identifiées dans la littérature bouddhique.

Même éparses ou brèves, même confuses ou allusives, ces références à la matière médicale n'en demeurent pas moins étonnamment nombreuses dans les sources bouddhiques – singulièrement dans le canon pāli – alors que ces textes n'ont aucune vocation médicale. Elles dénotent non seulement une réelle connaissance de la pratique médicale de leur époque, mais aussi une familiarité avec les traités classiques, ainsi qu'un véritable intérêt pour l'art de guérir.

La subsistance de pratiques médicales magiques dans le bouddhisme

André Bareau recense trois types de thérapeutiques dans la pratique médicale de la communauté des moines bouddhistes : « La thérapeutique utilisée pouvait être de nature religieuse, comme la contrition, les méditations, les exercices respiratoires associés à celles-ci, ou de nature magique, comme certains charmes et exorcismes, ou encore de nature proprement médicale, comme les drogues, la diététique et la chirurgie[25]. » On vient de voir l'importance de ce dernier type de thérapeutique dans les textes bouddhiques. Mais les deux premiers, dont la distinction peut être discutée, ne sont pas moins représentés.

Les thérapeutiques magico-religieuses

Certains textes bouddhiques recommandent les récitations de *mantra* ou les invocations à des fins de guérison. La plus fréquente est l'invocation du *Bhaiṣajyaguru* ou « Bouddha de médecine ». En réalité, en vertu de douze vœux que le *Bhaiṣajyaguru* aurait faits alors qu'il n'était encore que *Boddhisattva*, l'invocation de son seul nom guérit toutes les maladies et toutes les difformités, de même qu'elle procure de la nourriture aux affamés et des vêtements aux loqueteux[26]. Les images du *Bhaiṣajyaguru* passent elles aussi pour avoir des propriétés curatives, de même que la récitation du *sūtra* qu'il a enseigné à la demande d'une assemblée de *ṛṣi*, texte perdu en sanskrit mais conservé en tibétain sous le titre de *Rgyud-bži*[27] (les « Quatre *Tantra* »).

Il n'est donc pas étonnant de voir le *Rgyud-bži* développer des techniques thérapeutiques religieuses, notamment dans les cas d'affections mentales. Dans la mesure où celles-ci sont vues comme des possessions démoniaques ou comme des conséquences de l'accumulation d'actions non vertueuses (blasphèmes, interruptions de cérémonies, etc.), le texte propose logiquement un traitement religieux. D'abord, des rites propitiatoires (par exemple, la récitation de *mantra*). Ensuite, l'accumulation de mérites pour contrebalancer les actions non vertueuses. Ce n'est qu'en dernier recours que le texte prescrit un traitement médical à base de substances naturelles[28].

Dans le même esprit, il existe un petit *sūtra* que nous connaissons dans la traduction chinoise de Yi Jing[29] et qui consiste en une prière à réciter pour guérir d'un mal identifié à la fistule anale. D'après I. Veith et A. Minami, ce *sūtra* aurait été recommandé par le Bouddha en personne[30]. Le *Saddharmapuṇḍarīka* fait lui-même référence à sa propre efficacité médicale en tant que *sūtra* : qui entend le *Saddharmapuṇḍarīka* sera en effet guéri de la maladie, de la vieillesse et de la mort[31] (SP XXIII). Le même chapitre contient par ailleurs une référence explicite au *Bhaiṣajyaguru*.

À côté de ces thérapeutiques fondées sur les prières et les méditations, il existe aussi des pratiques proprement magiques. On a déjà vu que les démons n'étaient pas absents de l'étiologie bouddhiste. Comme dans les traités médicaux sanskrits, leur présence explique certaines maladies mentales. Plus surprenante est la mention dans les textes bouddhiques de charmes contre les morsures de serpent. On a vu dans le *Mahāvagga* que le Bouddha prescrivait un traitement naturel contre leurs morsures (MV VI, 14, 6). Mais J. Mitra en a relevé le traitement par des charmes dans les *Jātaka* (J. n°69) et dans le *Milindapañha* (Mil. IV, 2, 14), conformément au traitement indiqué dans l'*Atharvaveda*[32] (AV V, 13). De même, le manuscrit Bower prête au Bouddha la prescription d'une incantation pour guérir un moine mordu par un serpent[33]. Dans le *Śārdūlakarṇāvadāna* du *Divyāvadāna*, on note de nombreuses observations sur les relations des maladies avec les constellations[34]. Onze types de maladies y sont mis en rapport avec onze constellations. Comme le souligne J. Mitra, c'est un embryon d'astro-médecine[35] (*nakṣatra āyurveda*).

Les pouvoirs thaumaturgiques

Un peu à part, les textes bouddhiques évoquent aussi de temps à autres des pouvoirs thaumaturgiques. Le *Lalitavistara* fait par exemple allusion aux pouvoirs de Māyā, la mère du Bouddha. On a déjà cité le début du passage suivant : « Et tous les êtres qui étaient atteints de diverses maladies nées de l'union du vent, de la bile et du phlegme, tourmentés par le mal d'yeux, ou le mal d'oreille, ou le mal de nez, ou le mal de la langue, ou le mal des lèvres, ou le mal des dents, ou le mal de gorge, ou l'enflure du cou, ou l'enflure de la poitrine, la lèpre, la gale, la consomption, la folie, l'épilepsie, la fièvre, le mal d'estomac, les maladies de la peau, etc., tous, aussitôt que la mère du Boddhisattva eût étendu la main droite sur leur tête, ayant été délivrés de leurs maladies, s'en retournèrent chacun dans sa demeure. Enfin, Māyā-Devī ayant enlevé une touffe d'herbe du sol de la terre la donna aux êtres languissants. Aussitôt qu'ils l'eurent touchée, ils furent délivrés de leurs maux sans qu'il en restât trace[36]. » (Lv VI) Le texte en prose continue par une citation en vers, qui répète le même épisode.

Peu avant son dernier repas chez le forgeron Śunda, le Bouddha étant tombé malade, réussit à se guérir lui-même par son seul effort de volonté. C'est après cet épisode qu'il a sa conversation étrange avec Ananda, où il explique à son disciple qu'il lui suffirait de désirer que le Bouddha reste en vie pour qu'il ne meure pas. P. Levy note un autre épisode du même type, rapporté par le pèlerin chinois Xuan Zang. À Śrāvastī, le Bouddha aurait guéri un moine malade en le frappant[37]. Dans ces deux cas, il est difficile de distinguer s'il s'agit à proprement parler de pouvoir thaumaturgique. Il reste que les traitements utilisés sont suffisamment étranges pour les qualifier sinon de magiques, du moins de surnaturels.

On peut donc conclure que les textes bouddhiques connaissent un grand nombre des modes de traitement, naturels ou surnaturels, consignés dans les textes médicaux sanskrits. L'hypothèse la plus probable est qu'ils les leur ont empruntés. Mais le bouddhisme n'a-t-il emprunté à l'Āyurveda que quelques remèdes pour les moines, ou bien l'influence de la médecine sur le bouddhisme est-elle plus importante ?

Notes

1 Cf. CS I, XXX, 28 ; SS I, I, 9-11 ; Ahs I, I, 5.
2 Mitra J, *A Critical Appraisal of Āyurvedic Material in Buddhist Literature* [...], p. 22 et 338
3 Liétard GA, « Le Pèlerin bouddhiste chinois I-Tsing et la Médecine de l'Inde au VIIe siècle », p. 481.
4 Subba Reddy, "Glimpses into the Practice and Principles of Medicine in Buddhistic India [...]", p. 164.
5 Cf. par exemple le *Mahāsatipaṭṭhāna* du *Dīghanikāya* : « *atthi imasmin kāye paṭhavīdhātu, āpodhātu, tejodhātu, vāyodhātu* » (D. XXII, 6).
6 M. XI, 62 ; Mil. VIII, 3, 26-30 ; Mil. IX, 8, 71 ; VM XI, 31-37.
7 SBE, vol. XVII, p. 173-196.
8 Foucaux PE, *Le Lalita Vistara*, vol. 1, p. 69.
9 Traduction française d'après l'édition de P.L. Vaidya, *Saddharmapuṇḍarīkasūtra*, p. 93.
10 Jolly J, *Indian Medicine*, p. 50-51.
11 Subba Reddy, "Glimpses into the Practice and Principles of Medicine in Buddhistic India [...]", p. 166.
12 Renou L, Filliozat J, *L'Inde classique. Manuel des études indiennes*, vol. 2, p. 162.
13 Subba Reddy, "Glimpses into the Practice and Principles of Medicine in Buddhistic India [...]", p. 161.
14 Varenne J, *Le Veda* [...], vol. I, p. 276.
15 D'après la traduction de T.W. Rhys Davids et H. Oldenberg, SBE, vol. XVII, p. 41-145.
16 Subba Reddy, "Glimpses into the Practice and Principles of Medicine in Buddhistic India [...]", p. 163.
17 Mukhopādhyāya G, *History of Indian Medicine*, vol. 3, p. 752.
18 Mitra J, *A Critical Appraisal of Āyurvedic Material in Buddhist Literature* [...], p.251.
19 D'après la traduction du *Mahāvagga* de T.W. Rhys Davids et H. Oldenberg, SBE, vol. XVII, p. 173-196.
20 Haldar JR, *Medical Science in Pali Literature*, p. 48.
21 Udupa KN, Singh RH, *Science and Philosophy of Indian Medicine*, p. 28.
22 Filliozat J, *Les Philosophies de l'Inde*, p. 46.
23 P.L. Vaidya, *Saddharmapuṇḍarīkasūtra*, p. 91.
24 Dans la traduction de T.W. Rhys Davids, *The Questions of King Milinda*, vol. 2, p. 102.

25 Bareau A, Schubring W, von Fürer-Haimendorf C, *Les Religions de l'Inde, tome III*, p. 75.
26 Pelliot P, « Le Bhaiṣajyaguru », p. 35.
27 Filliozat J, « La Médecine indienne et l'Expansion bouddhique en Extrême-Orient », p. 304.
28 Dakpa N, « La Folie d'après un commentaire du Rgyud-bži », p. 34-35.
29 *Bussetsu ryô jirôbyô kyô*, trad. I. Veith, A. Minami, "A Buddhist Prayer Against Sickness", p. 246-247.
30 *Ibid.*, p. 241.
31 P.L. Vaidya, *Saddharmapuṇḍarīkasūtra*, p. 248-249.
32 Mitra J, *History of Indian Medicine from Pre-Mauryan to Kuṣāṇa Period*, p. 13.
33 Jolly J, *Indian Medicine*, p. 150.
34 P.L. Vaidya, *Divyāvadāna*, p. 342-344.
35 Mitra J, *History of Indian Medicine from Pre-Mauryan to Kuṣāṇa Period*, p. 61.
36 Foucaux PE, *Le Lalita Vistara*, vol. 1, p. 69.
37 Levy P, « Les Pèlerins chinois en Inde », p. 419.

Le bouddhisme : une doctrine médicale ?

Les quatre vérités du bouddhisme comme emprunt à la médecine indienne

Les auteurs favorables à cette idée et leurs arguments

C'est une idée assez ancienne que les « quatre vérités » du bouddhisme sont empruntées à la médecine. On la trouve pour la première fois explicitement développée chez Kern : « [...] c'est à la médecine que sont empruntées les quatre vérités cardinales que le Bouddha découvrit près de l'arbre de la science[1] [...]. »

Cette idée se fonde sur une évidente analogie entre la douleur, dont Bouddha cherche à affranchir les hommes, et la maladie, que le médecin doit traiter. En effet, les quatre vérités qui concernent la douleur en général, peuvent très bien s'appliquer à la douleur physique en particulier. Plus tard, d'autres auteurs, comme Zimmer[2] et Conze, ont repris cette idée. « En tant que doctrine magique, explique Conze, le bouddhisme promet d'écarter les maux physiquement, en tant que doctrine spirituelle, il vise à purger l'esprit d'une attitude erronée vis-à-vis de ces maux[3]. »

Mais c'est K.N. Udupa qui a le mieux exprimé cette analogie : « Just as the medical man who attempts to cure bodily illness by asking about the complaints, arrives at the diagnosis, assesses the prognosis and then treats the patient ; in the same way Buddha, after a prolonged meditation preached for the first time his four noble truths to his first five disciples in the dear (*sic*) park near Banaras (Sarnath) and became the spiritual doctor of mankind[4]. » Plus loin, il écrit : « Buddha [...] looked upon "life" with its sufferings as a disease, and his method was that of a doctor seeking a remedy for it[5]. »

Plus récemment, T. Clifford a repris l'idée d'emprunt des quatre vérités à la médecine et l'a considérée comme acquise : « To understand this basic relationship (between Buddhism and healing), one need only recognize that the Buddha himself spoke of ultimate truth in terms of a medical analogy. It has been said that the entire teaching of the Buddha is how to prevent suffering[6]. » À l'appui de cette affirmation, Clifford décrit les quatre étapes du traitement d'un patient par un médecin ayurvédique : « 1) Is there a disease and if so, what is it ? 2) What is the cause of the disease ? 3) Is there a cure for the disease ? 4) If the disease is curable, what is the proper treatment[7] ? » On reconnaît parfaitement les quatre vérités du bouddhisme – la souffrance, la cause de la souffrance, l'abolition de la souffrance, le chemin qui mène à l'abolition de la souffrance – les termes « souffrance » et « maladie » devenant interchangeables. Clifford conclut : « [...] the medical analogy in Buddhism is not simply a metaphor in words but is a vital aspect of Buddhism[8]. »

Kern a même cru pouvoir aller plus loin : « [...] dans le yoga, l'analogie entre la médecine du corps et celle de l'esprit est encore plus nettement indiquée, écrit-il. Voici ce que dit un yogin à ce sujet : "Le germe d'où sortent tous les maux (spirituels) est l'ignorance, tandis que la véritable intelligence les extermine. De même que la thérapeutique a quatre objets principaux : la maladie, la cause de la maladie, la guérison et le remède, de même ce système (le yoga) consiste en quatre parties, à savoir : le Samsāra, la cause du Samsāra, la délivrance, le moyen de la délivrance"[9]. » Basham poursuit l'analogie entre le bouddhisme et le yoga établie par Kern : « The course of training of the yogī was divided into eight stages, reminding us of the eightfold path of Buddhism[10]. »

Discussion

Ainsi, ce n'est pas d'un simple emprunt à la médecine que nous parlent ces auteurs, mais d'une véritable filiation du bouddhisme à la médecine. Le bouddhisme ne serait en fait que la médecine de l'esprit. Que peut-on dire de cet emprunt supposé de la doctrine des quatre vérités à la médecine indienne ? À la suite de Filliozat, on peut discuter cette affirmation. Considérer le bouddhisme comme une médecine de l'âme est une chose. En conclure à la parenté du bouddhisme et de la médecine en est une autre. Aucune source ne démontre que la médecine indienne possédait une quelconque expression des quatre vérités avant le bouddhisme[11]. L'expression des quatre vérités de la médecine que donne Clifford n'est qu'une reconstitution de ce qu'elles auraient pu être si elles avaient été présentes dans les textes. De plus, on pourrait trouver ces « quatre vérités de la médecine » dans n'importe quelle autre culture médicale du monde, puisque le but et la méthode de travail du médecin sont sensiblement les mêmes partout.

Inversement, celui des tantra médicaux qui, selon Filliozat, est le plus bouddhique, énumère bien des « vérités de la médecine », mais elles sont au nombre de cinq. C'est le *Rgyud-bži*, énoncé par le Bouddha *Bhaiṣajyaguru* et qui n'est conservé qu'en tibétain. Ces vérités sont :

1) *rgyu* (skr. *hetu*) : la cause fondamentale de la maladie ;
2) *rkyen* (skr. *pratyaya*) : la cause occasionnelle ;
3) *rig* (skr. *jāti*) : l'espèce ou *Dbge-ba* (skr. *bheda*) : la variété ;
4) *rtags* (skr. *prakṛti*) : la symptomatologie ;
5) *gso-thabs* (skr. *cikitsopāya*) : la thérapeutique[12].

On remarque que ces vérités ne correspondent, ni par leur nombre, ni par leur contenu, aux vérités du bouddhisme.

De même, les huit stades de la méditation yogique, tirés par Basham des *Yogasūtra* de Patañjali, n'ont que peu en commun avec l'octuple chemin du bouddhisme à part leur nombre. Sans doute peut-on faire quelques rapprochements. Le premier stade de la méditation yogique est *yama*. Il s'agit de cinq règles morales à respecter : être non-violent, dire la vérité, ne pas commettre de vol, être chaste, éviter l'avarice. On peut rapporter la non-violence (*ahiṃsā*) à l'« action juste » de l'octuple chemin, la vérité à la « parole juste », le vol et l'avarice au « mode de vie juste ». Le cinquième stade, *pratyāhāra* (« restriction »), est à rapprocher de l'« effort juste » dans l'octuple chemin. Dans les deux cas, il s'agit de ne pas se laisser entraîner par ses sens. Le huitième stade, *samādhi* (« méditation »), correspond exactement à la « concentration juste », également *samādhi*.

Mais les postures (*āsana*) du yoga et le contrôle de la respiration (*prāṇāyāma*) n'ont pas d'équivalent dans l'octuple chemin. Inversement, l'« opinion » ou « vue juste » et l'« intention juste » n'en ont pas dans le yoga. De surcroît, montrer l'existence de points communs entre le bouddhisme et le yoga ne prouve en aucune façon un quelconque emprunt du bouddhisme à la médecine. Cela prouve au contraire que l'on peut comparer le bouddhisme à autre chose que la médecine. Dès lors, on pourrait tout aussi bien en conclure à un emprunt du bouddhisme, non à l'Āyurveda, mais au yoga.

Les comparaisons médicales dans les textes bouddhiques

Les comparaisons

Les comparaisons ci-dessus ne manquent pas d'intérêt. Mais elles ne cadrent que très approximativement. Certes, Kern n'a pas inventé l'analogie entre le bouddhisme et la médecine. Les textes bouddhiques sont eux-même truffés d'analogies médicales. C'est sur ceux-ci qu'il s'est largement appuyé pour prouver ses affirmations.

Kern se réfère au *Lalitavistara,* la vie légendaire du Bouddha, rédigé en sanskrit, dans lequel il note une forte tendance du Bouddha à formuler ses propres enseignements selon un modèle médical. Mais le *Lalitavistara* est un texte très tardif, pour une bonne part réécrit par les mahāyānistes. Jyotir Mitra le date de la période Kuṣāṇa[13] (Ier-IIIe siècles ap. J.-C.). Il n'est donc pas possible de savaoir si ce texte émane directement ou non du Bouddha.

Un autre texte de la même époque, le « Lotus de la bonne loi » (*Saddharmapuṇḍarīka*) qui appartient lui aussi au canon du Grand Véhicule, contient quelques références médicales. Par exemple, la « parabole des herbes médicinales » : un aveugle de naissance affirme que les formes n'existent pas puisqu'il ne peut pas les voir. Un grand médecin lui prépare quatre herbes et il recouvre la vue. Découvrant alors pour la première fois l'univers des formes, l'ancien aveugle prétend avoir atteint la parfaite extinction, tout savoir et tout voir. Mais le Bouddha lui montre à quel point il reste ignorant[14] (SP V). Ici, il ne s'agit pas à proprement parler d'une analogie médicale, mais d'une référence à la médecine, qui dénote sans aucun doute la grande estime envers les médecins et la valeur qu'on leur attribue au temps du bouddhisme ancien. La suite du texte constitue, quant à elle, une véritable comparaison. D'abord, on peut y lire la phrase suivante : « Le Tathāgata est comparable à ce grand médecin[15] (celui qui a guéri l'aveugle). » (On reviendra sur cette vision du Bouddha comme médecin). Puis le Bouddha résume sa doctrine sous la forme d'une analogie médicale : « Les êtres aveuglés par l'erreur sont comparables à l'aveugle de naissance. La passion (*rāga*), la haine (*dveṣa*), l'erreur (*moha*) et les soixante-deux fausses doctrines sont comparables au vent, à la bile et au phlegme. Les quatre herbes médicinales sont comparables à la vacuité (*śūnyatā*), à l'absence de cause (*animitta*), à l'absence d'objet (*apraṇihita*) et à l'entrée dans le *nirvāṇa*[16] *(nirvāṇadvāra).* » (SP V)

Quant au *Milindapañha,* les « Questions de Milinda », plus ancien (fin de la période Śuṅga, 185-75 av. J.-C.), bien qu'extracanonique, contient de nombreux points de doctrine bouddhique expliqués sous la forme d'une analogie médicale. Nāgasena y compare ainsi les quatre saintes vérités du Bouddha à un antidote contre le poison des mauvaises dispositions, contre le cycle des renaissances, la vieillesse, la mort, la peine, la douleur, le désespoir, etc. (Mil. V, 10). Il compare de même l'octuple chemin à un purgatif contre l'erreur, les mauvaises aspirations, le mensonge, les mauvaises actions, les moyens d'existence incorrects, les mauvaises pensées, etc., et à un émétique contre la luxure, la malice, la paresse, le doute, etc. (Mil. V, 11).

Dans un autre passage, c'est le *nirvāṇa* lui-même qui est comparé à un remède : « As medicine, O King, is the refuge of beings tormented by poison, so is nirvāṇa the refuge of beings tormented with the poison of evil dispositions [...]. And again, O King, as medicine puts an end to diseases, so does nirvāṇa put an end to griefs[17]. » (Mil. IV, 8, 68) Nāgasena explique que la renonciation est requise surtout chez les personnes qui n'ont pas fait de progrès spirituels suffisants – moins chez les autres –, de même que seuls les malades requièrent les soins d'un médecin et non ceux qui sont en bonne santé (Mil. IV, 6, 28). Plus loin, il compare la préparation à l'état d'*Arhat* à l'entraînement nécessaire pour devenir chirurgien (Mil. VI, 10).

Enfin, ce passage concentre en un seul bloc la plupart des comparaisons médicales que Nāgasena a proposées au roi Milinda. Nāgasena y compare la sagesse à un remède et la connaissance à son résultat :

« Suppose un médecin qui prend cinq racines médicinales, les pile ensemble et les fait prendre à son malade : le malade est guéri. Est-ce que le médecin aura la pensée de lui administrer derechef ce remède ?
– Certainement non : à quoi bon !
– Pareilles aux cinq racines médicinales sont les cinq facultés susdites ; pareil au médecin est l'ascète ; pareilles à la maladie sont les passions ; pareil au malade l'inconverti ; et de même que les humeurs peccantes (*doṣa*) sont expulsées par les cinq drogues et qu'ainsi le malade se trouve guéri, de même les passions sont expulsées par les cinq facultés et, une fois expulsées, ne renaissent pas. Ainsi la sagesse, ayant joué son rôle, disparaît ; mais les connaissances qu'elle a procurées subsistent[18]. » (Mil. II, 19)

L'interprétation des comparaisons

La plupart de ces comparaisons médicales, très appuyées, sont surtout stéréotypées. On peut en trouver un résumé dans le *Mahāparinibbānasutta* du *Dīghanikāya* (DN XVI), qui décrit les conditions nécessaires à une bonne pratique du *dharma.* Il faut considérer le maître comme un docteur ; soi-même comme le malade ; l'enseignement comme la médication ; la pratique de l'enseignement comme le traitement[19]. Chaque point de doctrine du bouddhisme peut donner lieu à une comparaison avec un remède médical quelconque. On verra que le Bouddha lui-même est souvent comparé à un médecin très compétent ou à un chirurgien.

Les comparaisons entre la médecine et le bouddhisme ne sont donc pas seulement des reconstructions récentes des orientalistes, puisqu'elles étaient déjà exprimées dans des textes du Ier siècle de notre ère comme le *Milindapañha.* Est-ce à dire que l'on peut, comme Kern, conclure à l'influence sinon à la paternité de la médecine sur le bouddhisme ? Là encore, il faut suivre Filliozat. Ces textes, tout anciens qu'ils soient, ne peuvent nous révéler fidèlement l'enseignement original du Bouddha, qui remonte au Ve siècle av J.-C., dans la mesure où ils ont été retravaillés, réécrits par les différentes communautés bouddhistes. Pour avoir une idée plus précise de ces enseignements tels qu'ils se présentaient dans leur forme originale, il faut remonter aux textes les plus anciens du canon pāli. Or ceux-ci sont pauvres en comparaisons médicales. T. Clifford a tort d'affirmer : « The Buddha himself described his role and his teaching in terms of a fundamental medical analogy[20] », puisque ce sont des textes postérieurs de plusieurs siècles à son enseignement qui lui attribuent ces analogies. Les citations textuelles de paroles du Bouddha dans le *Milindapañha* ne doivent tromper personne. Elles ne sont là que pour attester l'ancienneté de la tradition à laquelle ce texte se rattache.

En réalité, puisque d'une part, comme l'indique Filliozat, les textes de la médecine indienne ancienne ignorent la notion même de « quatre vérités » en médecine[21], et que d'autre part, on ne trouve l'expression d'analogies entre la médecine et le bouddhisme que dans des textes tardifs de la littérature bouddhique, on peut en déduire que ces analogies ne montrent nullement la trace d'une filiation ou d'un emprunt historique à la médecine. Il ne faut y voir qu'une simple comparaison logique qui, à défaut d'être une création des orientalistes, constitue celle des auteurs et compilateurs bouddhistes cultivés des premiers siècles de notre ère. C'est sous la forme d'une analogie médicale qu'ils ont compris le bouddhisme et c'est en le comparant à une thérapeutique qu'ils l'ont expliqué à leurs disciples.

Le Bouddha comme médecin par excellence

Le Bouddha agit comme un médecin

Les analogies médicales du *Milindapañha* ne sont pas utilisées sans une certaine connaissance de la médecine. Celle-ci y apparaît évidemment bien rudimentaire par rapport à ce que l'on trouve dans des textes comme le *Mahāvagga* du *Vinayapiṭaka*. On peut néanmoins en conclure que ces analogies sont réfléchies, précises et fondées. Ainsi lit-on dans le *Milindapañha* cette comparaison du sage Nāgasena : « Just, O King, as it is desirable that a sick man to whom an emetic, or a purge, or a clyster has been administered, should be treated with a tonic ; just so, O King, should the man who is full of evil, and who has not perceived the Four Truths, adopt the practice of restraint in the matter of eating[22]. » (Mil. IV, 5, 7) Or la pratique de revigorer par des toniques le corps affaibli par la purgation concorde avec les enseignements de l'Āyurveda (cf. Caraka : CS I, XVI, 22). Plus loin, on trouve une analogie de même ordre : le Bouddha y tient des discours apaisants aux non-croyants, avant de les exhorter à la bonne conduite, de même qu'un médecin renforce toujours son patient avant de lui administrer une purge (Mil. IV, 5, 29).

Dans cet exemple, on remarque que c'est le Bouddha lui-même qui est comparé à un médecin. Cette comparaison revient très souvent dans le *Milindapañha*. Ainsi dans ce passage, où Nāgasena explique pourquoi les règles disciplinaires n'ont été édictées que progressivement :

« Nāgasena, le Bouddha sait-il tout, voit-il tout ?

– Oui.

– Alors pourquoi n'a-t-il donné des règles à ses disciples qu'au fur et à mesure des circonstances ?

– Y a-t-il un médecin connaissant tous les remèdes de la terre ?

– Oui.

– Est-ce que ce médecin administre un remède à son malade quand le moment est venu ou avant qu'il soit venu ?

– Quand le moment est venu.
– De même, c'est seulement en temps opportun que le Bienheureux a donné à ses disciples les règles qu'ils ne doivent pas transgresser de toute leur vie[23]. » (Mil. III, 20)

Même lorsque le Bouddha tient des discours sévères, il est comparé à un médecin qui administre un médicament désagréable :

« Now, would a physician, O King, administer pleasant things as a medicine in a case where all the morbid matters of body were affected and the whole frame was disorganised and full of disease ?
– No. Wishing to put an end to the disease he would give sharp and scarifying drugs.
– In the same way, O King, the Tathâgata bestows admonition for the sake of suppressing all the diseases of sin[24]. » (Mil. IV, 3, 18)

Ailleurs, Nāgasena explique que le Bouddha ne peut être tenu pour responsable si une personne quitte la communauté pour retourner à un stade inférieur, de même que le plus qualifié des médecins n'est pas responsable du sort d'un malade qui refuse d'appliquer son traitement (Mil. IV, 6, 25). Enfin, Nāgasena explique pourquoi le Bouddha a accepté de faire entrer Devadatta dans l'ordre alors qu'il savait que, ce faisant, Devadatta créerait un schisme en son sein et souffrirait des conséquences : un médecin administre une forte drogue pour rendre plus faible une souffrance aiguë. Ainsi, la souffrance de Devadatta a-t-elle été limitée grâce à la médecine du *dharma* (Mil. IV, 1, 30).

Le *Saddharmapuṇḍarīka* compare également le Bouddha à un médecin. La « parabole du médecin compétent » explique pourquoi le Bouddha a le droit de mentir. Des moines ont ingurgité un poison. Les plus atteints refusent de prendre l'antidote. Le Bouddha simule donc sa propre mort, ce qui leur cause un grand choc et les guérit (SP XVI). Le Bouddha, comme le médecin, peut donc être amené à mentir[25], sans pour autant commettre un péché.

Le Bouddha est le médecin par excellence

Certains textes vont plus loin qu'une simple assimilation du Bouddha à un « médecin de l'âme ». Il y est le médecin par excellence, le « roi des médecins ». C'est ce qu'on pouvait déjà lire dans le *Saddharmapuṇḍarīka* : « Le Tathāgata est comparable à ce grand médecin (*mahāvaidya*). » (cf. *supra*) À la même époque, on retrouve ce thème dans le *Lalitavistara*, au chapitre VI, « L'entrée dans le sein d'une mère », qui relate la descente du Bouddha du Ciel *Tuṣita* dans le sein de sa mère Māyā : « Revenus à la santé, sans être changés, ils (ceux qui sont frappés de maladie) s'en vont, chacun à sa demeure, parce que, devenu remède, le roi des médecins est entré dans le sein d'une mère[26]. » (Lv VI, 40) Ici, Bouddha, « roi des médecins », est lui-même un remède.

Plus loin, il est le grand pourvoyeur de remèdes, c'est-à-dire un médecin au sens propre. Ainsi dans le chapitre XIII qui est une louange au *Bodhisattva,* futur Bouddha : « [...] après avoir vu Tchandara, tu as pris un flambeau d'herbe que tu as porté dans sa maison [...]. Tu as donné [...] à Padmayomi des herbes médicinales [...]. Tu as donné à Sālendrarādja du beurre clarifié (*ghī*)[27]. » (Lv XIII, 57-60) Enfin, Bouddha est qualifié d'habile médecin : « Toi qui es habile dans l'art de la médecine, établis promptement les êtres depuis longtemps souffrants et atteints de maladie, dans le bien-être du Nirvāṇa, par l'emploi des lois de la médecine[28]. » (Lv XIII, 152)

On remarque que ce texte tardif qu'est le *Lalitavistara* ne cherche pas seulement à comparer Bouddha à un médecin, Bouddha guérissant les maladies de l'esprit tandis que le médecin guérit celles du corps. Il ne s'agit plus seulement d'une image. Le *Lalitavistara* tente plutôt de faire de Bouddha un véritable médecin, au même titre qu'un Jīvaka. C'est en partie sur ce texte que Kern a fondé son idée d'une filiation du bouddhisme par rapport à la médecine et les apparences lui donnent raison. Le Bouddha serait en fait un simple médecin qui, ayant reçu l'illumination, aurait décidé de guérir ses contemporains des maux de l'esprit en calquant son action sur le métier qu'il exerçait précédemment. L'idée est séduisante mais, encore une fois, la tradition du *Lalitavistara,* comme celle du « Lotus de la bonne loi », est trop tardive. Elle cherche déjà à induire le lecteur dans cette interprétation.

Le point important de cette affaire est que cette vision du Bouddha comme médecin n'apparaît dans aucun texte avant le Iᵉʳ siècle de notre ère. Le *Saddharmapuṇḍarīka* et le *Lalitavistara* remontent, on l'a vu, à la dynastie Kuṣāṇa (Iᵉʳ-IIIᵉ siècles ap. J.-C.). On trouve d'autres textes qui évoquent le même thème, mais ils datent aussi de cette époque. Ainsi Aśvaghosa (qui fut le vice-président du 4ᵉ Concile bouddhique, celui du roi Kaniṣka) affirme-t-il dans sa *Buddhacarita* que la connaissance (*jñāna*) est la meilleure des médecines selon les enseignements du Bouddha, le « grand médecin » (*mahābhiṣak*) (BC, XXIV, 54).

C'est donc une tradition tardive qui a fait du Bouddha un médecin. Fernand Meyer donne une bonne explication du processus qui a donné naissance à cette identification. Pour lui, il n'est pas étonnant que le Bouddha soit progressivement devenu le médecin par excellence car le médecin ordinaire, s'il connaît les remèdes contre les maladies, ignore les remèdes à ces autres maladies que sont la naissance, la vieillesse, la maladie et la mort[29].

On trouve d'autres allusions au Bouddha comme médecin suprême, beaucoup plus tardives, mais qui ont la particularité de se trouver dans des textes ayurvédiques et non dans la littérature bouddhique. Il s'agit des ouvrages de Vāgbhaṭa (VIIᵉ siècle), que certains considèrent comme bouddhiste. L'*Aṣṭāṅgasaṃgraha* qualifie le Bouddha de médecin génial (As, I, I, 1), tandis que l'*Aṣṭāṅgahṛdayasaṃhitā,* le qualifie de médecin suprême (Ahs, I, I, 1).

Par ailleurs, certains textes attribuent au Bouddha la paternité d'un traité médical, ce qui renforce l'idée d'un Bouddha médecin et qui a pu tromper les auteurs modernes. Le pèlerin bouddhiste chinois Yi Jing, qui a voyagé en Inde de 671 à 695, affirme dans la relation de son voyage : « Therefore, the world-honoured one Buddha himself preached a Sūtra on the art of medicine. » Yi Jing cite même un passage de ce *sūtra,* dans lequel il attribue au Bouddha d'avoir expliqué les causes des maladies par le déséquilibre de quatre grands éléments (*mahābhuta*)[30]. Mukhopādhyāya atteste dans le *Kandjour* tibétain cette mention d'un *sūtra* attribué à Bouddha : « In the Kangyur, in Tibetan and Sanskrit (900 A.D.), there is said to be a treatise on medicine, the *Sūtra,* by Sākya Muni, founded on the *Suśruta Āyurveda Śāstra*[31] ». Mais il n'existe aucun manuscrit de ce *sūtra* et Subba Reddy note à juste titre que Kāśyapa, le commentateur de Yi Jing, n'en connaît aucune traduction chinoise[32].

On peut récapituler les différents types de comparaisons médicales dans les textes bouddhistes :

1) La comparaison entre les quatre vérités du bouddhisme et les quatre vérités de la médecine. Elle n'apparaît pratiquement pas dans les textes bouddhiques les plus anciens, seulement dans des textes récents et jamais sous la forme d'une comparaison parfaitement concordante (cf. la parabole des herbes médicinales dans le *Saddharmapuṇḍarīka*) comme elle a été reconstruite par les auteurs modernes.

2) L'assimilation d'une doctrine bouddhique à un remède médical, d'une fausse doctrine à une maladie ou d'un inconverti à un malade : cf. Mil. V, 10 (les quatre vérités comme antidote), Mil. V, 11 (l'octuple chemin comme purgatif ou émétique), Mil. IV, 8, 68 (le *nirvāṇa* comme remède), Mil. IV, 6, 28 (la renonciation comme remède), Mil. II, 19 (la sagesse comme remède, l'inconverti comme malade – cf. aussi *Mahāparinibbānasutta*), SP V (les 62 fausses doctrines comme *doṣa*).

3) L'assimilation du Bouddha à un médecin, qu'il s'agisse d'une simple comparaison (cf. SP V et XVI, Mil. III, 20 ; IV, 1, 30 ; IV, 3, 18 ; IV, 5, 29 ; IV, 6, 25) ou de la vision du Bouddha comme le médecin par excellence (cf. SP V ; Lv VI, 40 ; Lv XIII, 57-59-60-152 ; BC XXIV, 54 ; As I, I, 1 ; Ahs I, I, 1).

Malgré toutes ces analogies, on ne peut pas parler de filiation du bouddhisme par rapport à la médecine, puisque les analogies en question proviennent d'une tradition récente. Certes, on peut supposer que le Bouddha lui-même ait remarqué les analogies entre son enseignement et l'Āyurveda – Caraka lui-même établit l'équivalence maladie / douleur[33] (*duhkha*) –, mais non qu'il en soit à l'origine. Contrairement à ce que pense Clifford, l'aspect médical n'est pas fondamental dans le bouddhisme. Il sert simplement à éclairer et à expliquer la doctrine du Bouddha. En revanche, on peut se poser la question de l'impact du développement du bouddhisme sur les théories et les pratiques de l'Āyurveda.

Notes

1 Kern H, *Histoire du bouddhisme dans l'Inde*, p. 390.
2 Zimmer HR, *Hindu Medicine*, Baltimore, John Hopkins University Press, 1948, cité par A.L. Basham, "The Practice of Medicine in Ancient and Medieval India", p. 24.
3 Conze E, *Le Bouddhisme dans son essence et son développement*, p. 174.
4 Udupa KN, Singh RH, *Science and Philosophy of Indian Medicine*, p. 8.
5 *Ibid.*, p.24.
6 Clifford T, *Tibetan Buddhist Medicine and Psychiatry* [...], p. 5.
7 *Ibid.*, p. 39.
8 *Ibid.*, p. 39.
9 Kern H, *Histoire du bouddhisme dans l'Inde*, p. 390-391.
10 Basham AL, *The Wonder that was India* [...], p. 328.
11 Filliozat J, « La Médecine indienne et l'Expansion bouddhique en Extrême-Orient », p. 301.
12 *Ibid.*, p. 302.
13 Mitra J, *History of Indian Medicine* [...], p. xx.
14 P.L. Vaidya, *Saddharmapuṇḍarīkasūtra*, p. 91, 94.
15 *Ibid.*, p. 93.
16 Traduction française d'après P.L. Vaidya, *ibid.*, p. 93.
17 SBE vol. XXXVI, 190.
18 Finot L, *Les Questions de Milinda*, p. 84.
19 Cité par T. Clifford, *Tibetan Buddhist Medicine and Psychiatry*, p. 23.
20 *Ibid.*, p. 23.
21 Filliozat J, « La Médecine indienne et l'Expansion bouddhique en Extrême-Orient », p. 301.
22 SBE vol. XXXVI, 7.
23 Finot L, *Les Questions de Milinda*, pp. 126-127.
24 SBE vol. XXXV, 240-241.
25 Comme Jīvaka dans MV VIII, 1, 23-29 (cf. *supra*).
26 Foucaux PE, *Le Lalita Vistara*, vol. 1, p. 71.
27 *Ibid.*, p. 153.
28 *Ibid.*, p. 164.
29 Meyer F, *Gso-ba Rig-pa. Le Système médical tibétain*, p. 63.
30 Subba Reddy, "Glimpses into the Practice and Principles of Medicine in Buddhistic India in the 7th Century A.D. [...]", p. 166.
31 Mukhopādhyāya G, *History of Indian Medicine*, vol. 3, p. 672.
32 Subba Reddy, "Glimpses into the Practice and Principles [...]", p.166.
33 CS I, IX, 4 : « L'équilibre de ces constituants (les *dhātu*) est synonyme de bonne santé, c'est-à-dire de bonheur, alors que la maladie est assimilée au malheur ».

L'éthique bouddhique à l'origine d'une médecine spécifique ?

Vu l'insistance de certains auteurs à vouloir faire du bouddhisme une doctrine médicale ou même une fille de la médecine, on s'attendrait à découvrir un nombre incalculable de points de doctrine communs au bouddhisme et à l'Āyurveda. Il n'en est rien. On a vu en effet à quel point il était erroné de faire du bouddhisme une doctrine médicale sous le prétexte de quelques comparaisons et analogies entre bouddhisme et Āyurveda dans les textes canoniques, puisque ces comparaisons et analogies ne sont bien souvent que des procédés métaphoriques et imagés pour expliquer la doctrine du Bouddha. Certains auteurs ont posé la question inverse, celle de l'influence du bouddhisme sur la médecine.

La vision karmique de la maladie

Il serait vain d'opposer ou de rapprocher ici les textes bouddhiques des traités ayurvédiques, dans la mesure où tous, à divers degrés, font preuve d'embarras lorsqu'il s'agit d'aborder les relations de la maladie avec le *karman*. On trouve à la fois dans la littérature bouddhique et dans les textes médicaux deux conceptions de la maladie : une vision karmique et une vision « rationnelle ». Certains textes juxtaposent même les deux, sans crainte de la contradiction.

Dans l'hindouisme

À l'époque védique, la médecine ne se distingue pas encore nettement de la magie. L'*Atharvaveda* propose une thérapeutique magico-religieuse, le *daiva-vyapāśraya bheṣaja*, c'est-à-dire un système thérapeutique fondé sur les incantations et les charmes, opposé à la thérapeutique rationaliste et naturelle, le *yukti-vyapāśraya bheṣaja*, un système thérapeutique fondé sur l'usage de substances naturelles, de drogues, la pratique des diètes, etc. Debiprasad Chattopadhyaya situe chronologiquement le passage de la thérapeutique magique à la thérapeutique naturelle après l'époque de l'*Atharvaveda* et avant celle du Bouddha[1].

La thérapeutique proposée dans l'*Atharvaveda* est de type magique parce que les maladies y sont le plus souvent attribuées à l'action de démons, action elle-même due au mauvais *karman* de la personne atteinte. Mais il serait imprudent de lier hâtivement la thérapeutique magique à la vision karmique de la maladie et la thérapeutique naturelle à la vision rationnelle de la maladie. Dans les *Purāṇa*, textes d'époque bouddhique, on peut lire ceci : « Lazy men and those who depend upon fate (*daiva*) never obtain their goals[2] » et « If you decide « what is to be, will be », then the medical books are in vain, and all the sacred recitations and all effort is in vain[3] ». Ce dernier extrait présente clairement un système thérapeutique magique. Pourtant, il tente d'atténuer la théorie du *karman*.

En effet, la théorie du *karman*, fondée sur la rétribution des actes, implique que toute maladie est due aux mauvaises actions dans une vie antérieure. Par conséquent, il serait vain de chercher à en guérir et le rôle du magicien ou de l'exorciste dans l'optique d'une thérapeutique magique n'a pas plus d'intérêt que celui du médecin dans le cadre de la thérapeutique naturelle. Pourtant, magiciens, exorcistes et médecins existent. C'est pourquoi même les textes qui présentent un système thérapeutique magique et affirment clairement la théorie du *karman*, tentent d'atténuer le rôle du *karman* en contrecarrant ses effets par des cadeaux aux brahmanes, des sacrifices, des pèlerinages, la pratique du yoga, etc.

Dans les textes médicaux sanskrits

Inversement, certains des textes plus récents qui développent une thérapeutique naturelle se refusent, non sans contradictions, à abandonner la vision karmique des maladies. Caraka y parvient, pas Suśruta. En réalité, Suśruta élude la question. Il préfère ne pas trop aborder le rôle du *karman*, que, contrairement aux autres auteurs, il distingue du destin (*daiva*), plus en rapport avec l'action des dieux et des démons. Il note cependant que le malade auquel le médecin prodigue ses soins est un « homme à actes » (*karmapuruṣa*) (SS III, I, 16). Parallèlement, il énumère bien les causes naturelles de certaines maladies (SS I, I, 24), mais il admet aussi les causes démoniaques (SS I, XXIV, 10). Il y a une explication à cela. En général, dans le cadre de la thérapeutique naturelle, l'Āyurveda exclut de ses théories pathogéniques l'intervention démoniaque dans la production des maladies, mais depuis l'époque védique, la croyance aux démons était trop répandue dans les milieux populaires pour ne pas s'être introduite dans la médecine savante.

La *Hārītasaṃhitā* est plus radicale encore. On y trouve la mention de l'origine karmique de toutes les maladies : « Atreya dit : "Ce sont les actes, en vérité, qui engendrent toutes les maladies chez les hommes. Toutes les maladies, qu'elles soient curables ou non, sont en vérité des formes d'enfer"[4]. » (HS II, I, 4) On verra plus loin l'importance de cette distinction entre maladies curables et maladies incurables.

Dans le bouddhisme

C'est le bouddhisme qui a fait atteindre à la doctrine karmique son apogée. Le point central y est le cycle des renaissances (*saṃsāra*) et celles-ci sont clairement exprimées comme les conséquences des actes, autrement dit, du *karman*. Comme on l'a vu, le *karman* explique tout dans le bouddhisme. La notion d'âme y est étrangère. Il n'y a pas d'âme, douée de sa propre existence, qui se réincarne, mais seulement une collection d'éléments variés, de « parfumages » (*vāsanā*) qui résultent des actions. Clifford rapporte une légende qui illustre cette question. Le jeune fils d'une certaine Gotami meurt. Brisée de douleur, la malheureuse cherche un remède pour le ramener à la vie, mais comme elle n'en trouve pas elle s'adresse au Bouddha. Celui-ci lui demande alors d'aller dans une maison où personne n'est jamais mort et de lui ramener des graines de moutarde. Gotami va alors de maison en maison, mais n'en trouve aucune de ce type. Elle comprend alors que personne n'échappe à la mort car elle est programmée par le *karman* et qu'il est vain d'en chercher des remèdes[5].

On ne pouvait pas mieux exprimer la vanité de l'opposition au *karman* (ce qui est précisément la tâche des médecins, lorsqu'il s'agit de maladies). Il ne serait donc pas surprenant de retrouver la vision karmique de la maladie dans la littérature bouddhique. Or, curieusement, les exemples sont rares. Il faut les chercher dans certaines allusions de textes canoniques, ou bien dans des sources très tardives. Dans le *Mahākarmavibhaṅga* (la grande classification des actes), les maladies de la bouche, les maux de dent, les maux de gorge et la mauvaise haleine apparaissent comme les conséquences du mensonge dans une vie antérieure[6] (Mkv LV). Au Tibet, un des commentaires tardifs du *Rgyud-bži* (« Les Quatre *Tantra* » qui constituent l'enseignement du *Bhaiṣajyaguru*, le « Bouddha de médecine », écrits en tibétain d'après un original sanskrit perdu) attribue la folie à l'intervention de démons, provoquée par l'accumulation d'actions non vertueuses : « blasphème à l'égard des dieux [...], interruption volontaire des offrandes [...][7]. » Cet exemple rappelle le système thérapeutique magique de l'*Atharvaveda*. J.R. Haldar mentionne enfin deux textes où la maladie a entre autres pour cause le mauvais *karman* : l'*Aṅguttaranikāya* et le *Milindapañha*[8].

Quant à Vāgbhaṭa, en admettant qu'il soit bouddhiste, son commentateur Aruṇadatta nous apprend qu'il attribue tous les maux aux mauvaises actions, bien qu'il insiste sur leurs causes naturelles et mentionne secondairement les péchés[9].

La vision rationnelle de la maladie : la théorie du *karman* relativisée

Dans les textes médicaux sanskrits

On constate à quel point les références aux causes karmiques de la maladie sont rares et toujours nuancées dans la littérature bouddhique. De même, d'ailleurs, que dans les textes médicaux sanskrits. Mitchell Weiss résume très bien le dilemme en ce qui concerne l'Āyurveda : « The formulation of the karma doctrine according to Āyurveda responded to an inherent conflict between a belief in fatalism and faith in the efficacy of therapeutic interventions[10]. » Pour justifier la pratique médicale, il faut reconnaître des exceptions à la théorie du *karman*, même si on l'accepte par ailleurs. On a vu la réticence de Suśruta à aborder la question.

On remarque en revanche que Caraka la prend de front et relativise fortement le rôle du *karman* en formulant une simple constatation : « Si la longévité était totalement déterminée, il deviendrait inutile d'utiliser les *mantra*, les racines de plantes, les pierres précieuses, les rituels, les offrandes, les dons, les oblations, l'observance des règles, l'expiation, le jeûne, les bénédictions, les prosternations, la fréquentation des temples, etc., dans l'espoir de prolonger notre existence. [...] Pourquoi, dès lors, se préserver des ennemis, du feu, des reptiles venimeux et des serpents ; pourquoi éviter l'excès d'effort, pourquoi se soucier des saisons ou du courroux d'un roi ? Croirons-nous que rien de tout cela ne pourra nous détruire, sous prétexte que notre vie entière est totalement prédéterminée ? [...] Pourquoi les Aśvin (dieux médecins du panthéon hindou) traitent-ils les patients au moyen d'une thérapeutique ? » (CS III, III, 36) Ce constat en forme de question reprend en réalité celui qu'établissaient déjà les *Purāṇa* pour justifier la pratique médicale.

Caraka ajoute une autre idée : « On remarque qu'il existe des différences dans les durées de vie de milliers de gens qui s'engagent ou non dans des batailles meurtrières. Il se passe la même chose chez ceux qui soignent une maladie dès son apparition et chez ceux qui la laissent se développer sans intervenir. De même, l'espérance de vie est certainement différente pour quelqu'un qui absorbe du poison et pour celui qui n'y touche pas. » (CS III, III, 36) En quelque sorte, Caraka remarque ici que la longévité, pourtant prédéterminée par le *karman*, connaît de bien curieuses variations en fonction de comportements humains facilement distinguables et éminemment concrets, sans rapports avec le *karman*. Il en conclut donc logiquement qu'agir sur ces comportements, c'est agir sur la longévité. Le métier de médecin est justifié.

Mais comme le dit Filliozat, Caraka n'est « point le seul maître de l'Āyurveda qui sacrifie une partie de la justice rigide du *karman* pour garder une raison d'être à la médecine[11] ». Hārīta, dont on a pourtant vu dans un extrait qu'il faisait des actes les causes de toutes les maladies, distingue ailleurs trois types de maladies (*vyādhi*) : celles qui proviennent des actes (*karmaja*), celles qui proviennent des humeurs viciées (*doṣaja*) et les maladies congénitales[12] (*sahaja*). Les maladies karmiques ne forment plus qu'un type de maladies parmi deux autres types, d'origine naturelle. Les *doṣa* sont ici mis en avant comme causes naturelles. Le médecin peut donc agir sur les maladies qui en découlent. Cette mise en avant des *doṣa* à égalité avec le *karman* pour expliquer les maladies est très fréquente dans les traités médicaux sanskrits. On trouve ainsi dans des textes secondaires une classification des maladies similaire mais plus répandue. Elle distingue les maladies dues aux actes, les maladies dues aux *doṣa* et les maladies qui découlent à la fois des actes et des *doṣa*[13].

Dans le bouddhisme

Étant donné la place de la théorie du *karman* dans le bouddhisme, on est d'autant plus surpris de retrouver dans la littérature bouddhique des classifications de maladies analogues voire identiques à celles qui sont proposées par les textes médicaux sanskrits. L'*Aṅguttaranikāya* et le *Niddesa* offrent la classification suivante : i à iv/ les maladies issues des *doṣa* (bile, phlegme, vent et union des trois) ; v/ les maladies causées par le changement des saisons ; vi/ les maladies causées par la contrainte des circonstances ; vii/ les maladies spasmiques ; viii/ les maladies dues au *karman*[14].

Dans le *Milindapañha*, dont l'enthousiasme pour la médecine ne fait aucun doute, Nāgasena est amené à se poser la question du rôle du *karman* dans les maladies et il y répond dans les mêmes termes que Caraka :

> « Venerable Nāgasena, had the Blessed One, when he became a Buddha, burnt out all evil in himself, or was there still some evil remaining in him ?
> – He had burnt out all evil. There was none left.
> – But how, Sir ? Did not the Tathāgata get hurt his body ?
> – Yes, O King. At Rājagaha a splinter of rock pierced his foot[15], and once he suffered from dysentery[16], and once when the morbid matters of his body were disturbed a purge was administered to him[17], and once when he was troubled with wind the Elder who waited upon him (Ananda) gave him hot water[18].
> – Then, Sir, if the Tathāgata, on his becoming a Buddha, has destroyed all evil in himself – this other statement that his foot was pierced by a splinter, that he had dysentery, and so on, must be false. But if they are true, then he cannot have been free from evil, for there is no pain without *karma*. All pain has its root in *karma*, it is on account of *karma* that suffering arises...
> – No, O King. It is not all suffering that has its root in *karma*[19] » (Mil. IV, 62-66).

Nāgasena poursuit par une classification des maladies similaire à celles de l'*Aṅguttaranikāya* et du *Niddesa* : « There are eight causes by which sufferings arise, by which many beings suffer pain. And what are the eight ? (i) Superabundance of wind, (ii) and of bile, (iii) and of phlegm, (iv) the union of these morbid matters, (v) variations in temperature, (vi) the avoiding of dissimilarities, (vii) external agency and (viii) *karma* [...]. And therein whosoever maintains that it is *karma* that injures beings, and besides it there is no other reason for pain, his proposition is false[20]. » (Mil. IV, 62-66) Il y a ainsi sept causes de maladies sur huit qui n'agissent ni dans une vie antérieure, ni dans une vie future, mais dans la vie présente : « Therefore it is no right to say that all pain is due to *karma*. [...] although the Blessed One never suffered pain which was the result of his own *karma*, yet he suffered pain from each of the other six (*sic*) causes[21]. » (Mil. IV, 62-66) On est très éloigné des conceptions fatalistes du *karman* développées dans les textes du canon pāli. Bien que le *Milindapañha* se présente lui-même comme un manuel de doctrine bouddhique, Nāgasena copie textuellement l'argumentation des textes médicaux sanskrits.

Yi Jing aborde la question plus sommairement et plus prudemment, mais toujours selon les arguments de Caraka : « The swallowing of poison or death and birth is often due to one's former Karma. [...] still, it does not follow that a man should hesitate to avoid or further a circumstance that lends to or adverts disease in the present life[22]. » Confronté au dilemme du choix entre le fatalisme et l'espoir de l'action médicale, Yi Jing donne ainsi la même réponse que les auteurs des traités ayurvédiques.

La réaffirmation du rôle des mauvaises actions dans la maladie

Les mauvaises actions dans une vie antérieure ou le retour de la théorie du *karman* dans la médecine

On vient de voir par quels arguments les auteurs bouddhistes aussi bien que les auteurs des traités médicaux effaçaient la doctrine du *karman* pour justifier la pratique de la médecine, de manière radicale (*Carakasaṃhitā*, *Milindapañha*) ou nuancée (*Suśrutasaṃhitā*, Yi Jing). Et ce ne sont pas les médecins indiens qui sont les plus radicaux, pas plus que les bouddhistes ne sont les plus nuancés.

Mais le plus frappant, c'est cette mobilisation de la théorie du *karman* par ceux-là même qui la rejetaient, lorsqu'il s'agit d'expliquer l'impuissance des médecins devant une maladie incurable. Caraka, qui rejetait le *karman* avec la plus grande force, lui attribue tout de même un rôle dans deux cas de figure : en embryologie – la personnalité et le physique d'un individu sont déterminés à la naissance par les actes de ses parents (s'ils sont menteurs, malades, alcooliques, etc.) (CS IV, VIII, 21) mais surtout, explique maladroitement Caraka, par son *karman* (CS IV, II, 35-36) – et en médecine, pour justifier l'existence de maladies inexplicables ou incurables par un traitement naturel. Ainsi, dans la classification des maladies qui distingue les maladies provoquées par les *doṣa* de celles qui le sont par le *karman*, les textes médicaux reconnaissent les dernières par l'échec des tentatives pour y remédier. L'éthique médicale indienne requiert même que les cas incurables ne soient pas traités. Les malades doivent être abandonnés à leur sort, sous peine de disgrâce publique du médecin.

En cela, tous les auteurs de textes médicaux sanskrits s'accordent avec Caraka. Hārīta distingue lui aussi les maladies dues aux *doṣa*, curables, de celles du *karman*, incurables (HS III, II, 22-23).

Il s'agit d'une authentique évolution intellectuelle, en deux étapes : d'abord le rejet de la théorie du *karman* dans l'explication des causes des maladies au profit de la théorie des *doṣa*, plus conforme aux fondements mêmes de la thérapeutique naturelle ; puis l'invocation de la théorie du *karman* dans le but d'expliquer les maladies résistantes au traitement naturel. La théorie des *doṣa* demeure intacte. Weiss résume parfaitement ce subtil cheminement : « By invoking karma, the medical system preserves the integrity of its theory and the validity of a revealed doctrine even in the face of admitted failure to heal certain patients[23]. » On est au cœur du dilemme : la médecine indienne est aussi une doctrine révélée, au même titre que celle du *karman*. En fait, c'est la théorie du *karman* qui s'est adaptée et non l'inverse. D'abord considérée comme absolue, elle est devenue totalement malléable et se réinterprète à volonté pour les besoins de la doctrine médicale.

Le bouddhisme n'échappe pas à cette démarche. Le *Milindapañha* distingue la « mort mature » (*kāle maraṇam*) de la « mort immature » (*akāle maraṇam*). La première se produit sous l'effet du grand âge[24] (Mil. IV, 8, 39-40). La seconde se produit sous l'effet du mauvais *karman* ou sous l'effet de causes naturelles comme l'effet séparé des trois *doṣa* ou de leur union, les accidents, les morsures de serpent, les calamités inattendues,[25] etc. (Mil. IV, 8, 42-49). Mais une fois de plus, le *Milindapañha* opère un emprunt à Caraka. Caraka développe en effet lui-même ce concept de mort immature (*mrtyuh akāle*). Le *karman* n'est pas le seul à la provoquer, mais aussi le surmenage, la mauvaise alimentation, les mauvaises postures corporelles, l'activité sexuelle excessive, la compagnie de gens ignobles, la rétention des besoins nécessaires, l'assouvissement des besoins superflus, les poisons, le refus de s'alimenter ou de prendre son remède et les traitements inadaptés en matière de fièvres (CS III, III, 38).

Les mauvaises actions dans la vie présente

Cet exemple de la *Carakasaṃhitā* et du *Milindapañha* trahit une tendance qui consiste à faire des mauvaises actions dans la vie présente une cause de maladies. On peut lire dans le *Dhammapada* : « Qui maltraite en les châtiant, malgré leur innocence, des êtres peu méchants, à coup sûr rapidement l'un des dix états suivants atteindra : sensation cruelle, perte (= revers de fortune), et mutilation corporelle, maladie grave ou aussi folie[26] [...]. » (DP X, 137-138) On trouve bien ici la mention des mauvaises actions dans la cause de diverses maladies, mais il ne s'agit pas pour autant d'une vision karmique, puisqu'il est question de mauvaises actions dans la vie présente.

Vāgbhaṭa reprend la même idée, mais à l'envers. Il énumère les considérations éthiques que l'on doit respecter pour éviter la maladie : « even worms and ants one shall always regard as equal to one's self. Gods, cows, brahmins, seniors, physicians, kings, and guests one shall treat with deference ; beggars one shall not occasion to turn away, nor shall one despise or insult (them). One shall be excellent in beneficence even towards an enemy intent on maleficence[27]. » (Ahs I, II, 23-24) Plus clairement encore : « (By) always keeping to wholesome nourishment and deportment, acting upon mature consideration, being indifferent to wordly objects, generous, balanced, intent on truth, (and) full of patience, and keeping to the great : one becomes free from disease[28]. » (Ahs I, IV, 36)

Basham pense que ces préceptes éthiques sont sans aucun doute inspirés par le bouddhisme[29]. En effet, on a vu que le Bouddha compare souvent l'ignorance, le désir, l'avarice et la luxure à des maladies. Dans le cas de Vāgbhaṭa, on pourrait extraire quelques phrases pour en déduire un influence bouddhiste, par exemple « being indifferent to wordly object » qui est très bouddhique, mais on pourrait en extraire autant qui montrent un Vāgbhaṭa imprégné de culture hindoue (« Gods, [...] brahmins, [...] one shall treat with deference »).

En réalité, on trouve exactement les mêmes préceptes éthiques dans tous les textes médicaux sanskrits. Par exemple, dans la *Suśrutasaṃhitā* : « C'est d'actes tels que le meurtre d'un brahmane, d'une femme ou de gens de bien ou la destruction des biens d'autrui que provient, dit-on, la maladie de peau (*kuṣṭham*, « la lèpre »), mal de péché[30]. » Mais la suite du texte est plus karmique, ce qui est logique dans le cas de Suśruta. Il y est affirmé que cette maladie attaque à nouveau une personne lors de sa naissance suivante (SS II, V, 24). La *Hārītasaṃhitā* contient le même genre d'enseignement sous la forme d'une liste de maladies, chacune ayant pour cause une faute différente. Un seul exemple : « Le meurtrier d'un brahmane devient atteint du mal jaune (*paṇḍu*), celui qui a causé la mort d'une vache de dermatose ; le meurtrier d'un roi peut être cachexique, celui qui a détruit un jardin diarrhéique[31]. » (HS II, I, 12)

Hārīta fait toutefois une distinction subtile : « Qu'on suive un mauvais mode de vivre après un péché commis inconsciemment, il pourra se produire, en vertu de l'expiation, une affection de forme curable. Qu'on suive un mauvais mode de vivre après un (péché) commis consciemment, il pourra en résulter finalement, par expiation, une affection difficile à guérir[32]. » (HS II, I, 5-6) On obtient ainsi une gradation de la gravité des maladies en fonction de la gravité des fautes. Les péchés inconscients commis dans la vie présente provoquent des maladies faciles à guérir. Les péchés conscients commis dans la vie présente provoquent les maladies plus difficilement guérissables. Enfin, les péchés commis dans une existence antérieure provoquent les maladies incurables.

Dans la théorie, il est intéressant de noter la classification des maladies proposée dans les textes de la littérature bouddhique. Voici ce qu'on peut lire dans le *Rgyud-bži* : « Il y a trois sortes (de causes *'rgyu'* des maladies ; elles) résultent des éléments de trouble de cette vie et des actes des vies antérieures et elles résultent de ces deux (ordres de causes) réunis[33]. » (*Rgyud-bži* II, 12, 6-7)

On trouve d'ailleurs la même classification chez Vāgbhaṭa : « Some (diseases) arise from transgressions which are experienced, some from prior culpability (*aparādha*) ; from a mixture of these there is another, and thus disease is known to be three-fold[34]. » (Ahs I, XII, 57) Mais Vāgbhaṭa va plus loin : « Arising from the *doṣas* it has the corresponding pathology ; arising from karma it is without basis (in the present life) ; a malady with an intense onset when there is slight cause is the result of *doṣas* and karma. The first desists after treatment counteracting (the *doṣas*), the karma type after dissipating *karma*[35], and the disease arising from both desists after the eradication of the *doṣas* and karma[36]. » (Ahs I, XII, 58-59) Vāgbhaṭa vient d'identifier les *doṣa*, causes naturelles des maladies, aux péchés commis dans la vie présente, causes éthiques des maladies. Ainsi toutes les maladies ont-elles une cause éthique ?

C'est une tendance assez répandue, dans le bouddhisme, que de lier les déséquilibres des *doṣa* à des fautes morales. Un certain nombre de textes associent en effet le phlegme à l'ignorance (*moha*), le vent au désir (*rāga*) et la bile à la haine (*dveṣa*). Par exemple, le *Saddharmapuṇḍarīka*, dans un passage cité plus haut : « La passion (*rāga*), la haine (*dveṣa*), l'erreur (*moha*) et les soixante-deux fausses doctrines sont comparables au vent, à la bile et au phlegme[37]. » (SP V) C'est identifier les trois *doṣa* de la médecine aux trois « poisons moraux » de la doctrine bouddhique.

Pourtant, là encore, on ne peut pas parler d'apport doctrinal du bouddhisme à la médecine. En ce qui concerne la classification des maladies présente dans le *Rgyud-bži* et chez Vāgbhaṭa, on remarque qu'elle est très fréquente dans les traités classiques de l'Āyurveda. On la trouve entre autres chez Caraka : « [...] la longévité des êtres dépend de la parfaite coordination entre la destinée ordonnée par les dieux (*daiva*) et l'activité humaine individuelle (*puruṣakāra*). La destinée divine (*daiva*) correspond aux actes personnels exécutés dans la vie antérieure, alors que l'activité humaine (*puruṣakāra*) désigne les actions actuelles de chacun. » (CS III, III, 30) En sachant que chez Caraka, *daiva* (le destin) et *karman* sont interchangeables.

En ce qui concerne l'assimilation des *doṣa* à des mauvaises actions faite par Vāgbhaṭa et par le Bouddha lui-même, on constate à nouveau qu'elle existe aussi en Āyurveda. Il ne s'agit donc pas d'une moralisation par l'éthique bouddhiste des principes naturels et rationnels de la médecine indienne. Caraka distingue bien les maladies causées par le *karman* et les maladies causées par les *doṣa*, ces dernières étant liées aux actions dans la vie présente[38]. Ainsi, c'est l'Āyurveda lui-même qui procède à cette moralisation des *doṣa*.

Mais peut-être ne s'agit-il pas là d'une « moralisation » ? L'étymologie du terme *doṣa* est, dans cette affaire, riche d'enseignements. La racine *DUS* signifie en effet « corrompre », « pécher », « souiller ». À l'origine donc, le terme *doṣa* peut déjà s'accompagner d'une connotation morale. Simplement, dans le langage technique médical, il a pris le sens d'agent morbide ou d'humeur. La plupart des auteurs s'accordent à bien faire la différence, sauf R.F.G. Müller, qui voudrait voir appliquer aux textes médicaux le sens originel du terme *doṣa*[39]. S'il a raison, il faudrait alors relire tout le corpus médical indien dans cette optique, ce qui mettrait clairement en évidence l'aspect éthique de l'Āyurveda et réduirait du même coup sa portée rationnelle. De plus, l'idée trop répandue que toute considération éthique dans la médecine indienne est d'origine bouddhiste serait à abandonner définitivement.

Quoi qu'il en soit, il est clair que ce sujet soulève des questions qui n'ont rien de médical. Lorsque Caraka pose le problème en terme de comportements pertinents dans la vie présente et non dans les incarnations précédentes, il cherche à préserver l'intégrité de certaines valeurs culturelles : « [...] non-respect du code de bonne conduite [...] ; envie, vanité, peur, colère, cupidité, ignorance [...], telles se présentent les erreurs de jugement décrites par les experts et responsables des maladies. » (CS IV, I, 103-108) Les traités médicaux servent donc à protéger les règles de la société, et c'est en cela qu'ils rejoignent le plus les préoccupations du bouddhisme. Ceci soulève la question de l'intérêt presque politique que le bouddhisme a pu trouver à la pratique de la médecine.

Notes

1 Chattopadhyaya D, *Science and Society in Ancient India*, p. 320.
2 *Matsya Purāṇa* 221, 1-12, cité par M. Weiss, "*Caraka Saṃhitā* on the Doctrine of Karma", p. 92.
3 *Garuḍa Purāṇa*, *Uttarakhaṇḍa* 2, 2, 2-5, *ibid.*, p. 92.
4 Filliozat J, « Un chapitre de la Hārītasaṃhitā sur la rétribution des actes », p. 130.
5 Clifford T, *Tibetan Buddhist Medicine and Psychiatry*, p. 22-23.
6 Le *Mahākarmavibhaṅga*, texte du début du XVe siècle, est la traduction sanskrite d'un *sūtra* original du *Majjhimanikāya.*
7 Dakpa N, « La Folie d'après un commentaire du Rgyud-bži [...] », p. 33.
8 Haldar JR, *Medical Science in Pali Literature*, p. 8 et 23.
9 Filliozat J, « Un chapitre de la Hārītasaṃhitā sur la rétribution des actes », p. 125-126.
10 Weiss M, "Karma and Ayurveda", p. 129.
11 Filliozat J, « Un chapitre de la Hārītasaṃhitā sur la rétribution des actes », p. 125.
12 *Ibid.*, p. 128.
13 Cf. *Śārṅgadharasaṃhitā* I, 1, 5 et *Vaṅgasenasaṃhitā* I, 38, citées par J. Filliozat, *ibid.*, p. 126.
14 Haldar JR, *Medical Science in Pali Literature*, p. 48 et 56.
15 Cf. J. n°533.
16 Cf. D. II, 127.
17 Cf. MV VIII, 1, 30-33.
18 Cf. MV VI, 17.
19 SBE vol. XXXV, 190-195.
20 *Ibid.*
21 *Ibid.*
22 Subba Reddy, "Glimpses into the Practice and Principles of Medicine in Buddhistic India in the 7th Century A.D. [...]", p.157.
23 Weiss M, "Karma and Ayurveda", p. 132.
24 Cf. Mitra J, *A Critical Appraisal of Āyurvedic Material in Buddhist Literature...*, p.32.
25 *Ibid.*, p. 34-39.
26 Osier JP, *Dhammapada*, p. 77.
27 Vogel C, *Vāgbhaṭa's Aṣṭāṅgahṛdayasaṃhitā*, p. 101-102.
28 *Ibid.*, p. 196.
29 Basham AL, "The Practice of Medicine in Ancient and Medieval India", p.23.
30 Traduction de J. Filliozat dans « Un chapitre de la Hārītasaṃhitā sur la rétributions des actes », p. 136. Voici le texte de la traduction anglaise : "Wise men hold that, for killing a Brahmana, or a woman, or one of his own relations, for theft, as well as for doing acts of impiety, a man is sometimes cursed with this foul disease (*kuṣṭham*)" (SS II, 5, 23).
31 *Ibid.*, p. 131. Cf. aussi HS II, I, 7-45.

32 *Ibid.*, p. 130.

33 Cf. Filliozat J, « Un chapitre de la Hārītasaṃhitā sur la rétribution des actes », p. 126.

34 Traduction de M. Weiss, "Caraka Saṃhitā on the Doctrine of Karma", p. 112.

35 Il est possible de « dissiper » son *karman* par une vie pieuse. C'est ce qu'a fait le Bouddha en « brûlant tout le mal qui était en lui » (cf. *supra*, Mil. IV, 62-66).

36 Traduction de M. Weiss, "Caraka Saṃhitā on the Doctrine of Karma", p. 113.

37 Traduction française d'après l'édition de P.L. Vaidya, *Saddharmapuṇḍarīkasūtra*, p. 93.

38 Cf. aussi *supra* : la *Sārṅgadharasaṃhitā* et la *Vaṅgasenasaṃhitā* citées par Filliozat.

39 Müller RFG, "Die Bewertung der drei Fehler (*doṣa*) durch die indischen Arzte", *Jahrbuch des Museums für Völkerkunde zu Leipzig* XVII, 1958, p. 76-93, cité par C. Vogel, *Vāgbhaṭa's Aṣṭāṅ gahṛdayasaṃhitā*, p. 51.

De l'éthique à la pratique

Éléments d'éthique médicale dans les textes bouddhiques

Mort mature et immature, maladies curables et incurables

La classification éthique des maladies n'est pas seulement une spéculation. Elle entraîne des conséquences très concrètes sur la pratique de la médecine. Ainsi, dans le cadre de la distinction entre maladies curables et maladies incurables, le rôle du médecin ne sera évidemment pas le même. L'observation scientifique, par exemple la mise en évidence du rôle de certains vers de terre dans la propagation de la maladie (AV 23, 2), entraîne l'action immédiate du médecin contre le ver, clairement identifié comme cause du mal. De même, la distinction entre mort mature et mort immature, commune à l'Āyurveda et aux textes bouddhiques, interdit au médecin d'intervenir dans le premier cas. C'est le grand âge et lui seul qui intervient dans la mort mature.

Ce « grand âge » est défini différemment dans le bouddhisme et dans les textes médicaux sanskrits. « On ne meurt pas avant que son kamma soit épuisé[1] » dit le Bouddha, cité par Nāgasena, dans le *Milindapañha* (Mil. III, 4). La *Vishnu Smṛti* dit exactement la même chose : « On ne meurt pas avant que le temps soit venu, même si l'on a été percé de flèches par centaines. On ne vit pas quand le temps est venu, même si l'on est seulement frôlé par un brin d'herbe. Ni les plantes ou formules, ni les oblations ou litanies ne sauvent un homme qu'assaillent la mort ou la vieillesse[2]. » (VS 20, 39-47) Mais l'observation de causes concrètes à certains maux, comme – justement – le fait d'être percé de flèches, interdit à Caraka le recours aux arguments avancés dans la *Vishnu Smṛti* : « Dans notre ère, on estime l'espérance de vie humaine à cent ans. Elle découle de l'excellence de la constitution, de la qualité des constituants physiques, du Soi et des bonnes habitudes » (CS IV, VI, 29-30). Les textes médicaux sanskrits s'accordent sur cette durée idéale de la vie, sans rapport avec le *karman*, dont découle leur notion de mort mature. L'objectif de la médecine est donc d'aider à y parvenir. On rejoint l'essence de l'Āyurveda, « savoir sur la longévité ». C'est sans doute ce qui explique le rôle essentiel des médecines préventive et vivifiante dans l'Āyurveda. Il ne s'agit pas seulement de se soigner quand on est malade, mais aussi d'adopter une hygiène de vie propice à cette durée de vie idéale de cent ans. Le Bouddha ignore cet idéal puisque l'intérêt pour lui n'est pas de vivre longtemps mais d'atteindre le *nirvāṇa*.

L'acharnement thérapeutique et l'abandon de l'incurable

La distinction entre maladies curables et incurables en fonction de leurs causes, par exemple karmiques, implique une différence dans le traitement appliqué par le médecin. Caraka se livre à une gradation des maladies selon qu'elles sont faciles à guérir, difficiles à guérir ou incurables. Parmi ces dernières, il distingue ensuite celles qui peuvent faire l'objet de soins palliatifs (*yāpna*) et celles qui résistent à tout traitement (CS I, X, 9).

Le rôle du médecin consiste donc avant tout à savoir faire preuve de discernement. S'il doit, bien sûr, maîtriser parfaitement toute une série de connaissances comme l'anatomie, la physiologie et même la psychologie, il doit aussi se plier à des règles déontologiques très strictes. Le médecin ayurvédique prête un serment solennel, qui n'est pas sans analogie avec notre serment d'Hippocrate. Suśruta (SS I, II, 5) et Caraka (CS III, VIII, 13-14) énumèrent les règles à suivre. Elles sont extrêmement variées. Le médecin doit par exemple accepter de soigner ses patients éventuellement au péril de sa vie, comme sur les champs de bataille. Il doit sans cesse actualiser ses connaissances. Caraka exige de lui un certain tact : « Même si vous êtes très érudit, vous ne ferez pas le fanfaron ». Ou encore : « Si vous constatez une diminution de son (le patient) espérance de vie, vous vous abstiendrez d'en faire part, à lui comme aux autres, car cela risquerait de l'alarmer et de lui faire du tort ».

Si les traités médicaux sanskrits s'adressent ici au médecin ayurvédique traditionnel, il semble que les moines bouddhistes qui pratiquaient la médecine dans le cadre fermé du monastère aient, eux aussi, répondu à des objectifs déontologiques. Ainsi, le bouddhisme et l'Āyurveda s'accordent sur le sort à réserver aux malades incurables. Pour Caraka, « le médecin qui s'avise de traiter une affection incurable peut s'attendre à une perte de gains, de savoir et de réputation. Il sera blâmé et deviendra impopulaire » (CS I, X, 8). Le *Kumāratantra* de Rāvaṇa, bouddhique, énumère quant à lui les signes avant-coureurs d'une mort certaine chez l'enfant, qui commandent donc son abandon : « une émaciation complète du corps, (de plus :) chute des cheveux, répulsion pour la nourriture, affaiblissement de la voix, mauvaise mine, pleurs, odeur de vautour [...], dépression de la langue à la partie moyenne et palais noir – il faut l'abandonner[3]. » (*Kumāratantra* 29-31) Suśruta se livre à une énumération similaire d'odeurs nauséabondes avant de conclure, lui aussi, que le bon médecin doit abandonner l'incurable à la lumière de ces signes physiques qui ne trompent pas (SS I, XXVIII, 21).

Pour le médecin, l'obligation de résultat thérapeutique (parfois sous peine de mort) dans le cas des affections curables, provoquées par exemple par l'action d'un *doṣa*, n'est pas contradictoire avec l'abandon de l'incurable qu'on exige ici de lui. En effet, s'il s'acharne à vouloir guérir un patient atteint d'une maladie provoquée par le mauvais *karman*, c'est une faute pour l'hindouisme car il menace le *dharma* (« l'ordre du monde »). C'est la raison pour laquelle Caraka met l'accent sur le sort du médecin fautif plutôt que sur celui de son malheureux patient. C'est une conception téléologique : le médecin nuit à sa réputation et à celle du corps médical dans son ensemble. L'abandon de l'incurable dans le bouddhisme repose sur une conception déontologique fondée sur la notion de compassion. C'est par compassion que le médecin doit éviter ce que nous appellerions aujourd'hui l'acharnement thérapeutique. En effet, le médecin qui s'y adonne commet une faute dans la mesure où il retient le patient dans cette vie, retardant donc sa renaissance et, à terme, son accession au *nirvāṇa*. Pourtant, la compassion, portée au pinacle par l'éthique bouddhique, n'est, là encore, pas spécifique de la pratique médicale bouddhique. Caraka l'évoque lui-même : « Le médecin doit avoir une éthique que l'on peut résumer en quatre attitudes : amabilité et compassion envers les malades, souci de la juste thérapeutique et détachement envers ceux qui sont proches de la fin naturelle » (CS I, IX, 26).

L'euthanasie et la mort volontaire

Par un étrange glissement sémantique, l'euthanasie n'a plus, de nos jours, son sens étymologique de mort adoucie, qui correspondait dans l'Inde ancienne aux soins palliatifs préconisés par Caraka. Aujourd'hui, le mot euthanasie évoque plutôt le renoncement volontaire à la vie, ce qui n'est pas la même chose. L'abandon de l'incurable ne signifie pas son élimination. Le bouddhisme met l'accent sur les soins palliatifs dans le but d'adoucir la douleur en attendant la mort. La médecine ayurvédique voit quant à elle les soins palliatifs comme un moyen de s'approcher malgré tout de la limite des cent ans. Les textes médicaux sanskrits rejoignent néanmoins les conceptions éthiques du bouddhisme sur une conviction. Il faut atténuer les effets de la vieillesse ou de la maladie dans la mesure où ils gênent l'observance des devoirs religieux. L'épisode des derniers jours du Bouddha, qu'on a déjà évoqué, est, à ce titre, exemplaire. Le Bouddha, alors âgé, renonce à la vie car la vieillesse entrave la mission d'aide à ses semblables qu'il s'était fixée.

Dans le *Milindapañha*, le roi Milinda pose naïvement cette question du suicide dans le cas de l'*Arhat*. Celui-ci, en mettant fin à ses jours où en ne soignant pas une maladie, n'atteindrait-il pas plus vite le *nirvāṇa* ?

> « S'il souffre (l'*Arhat*), pourquoi n'achève-t-il pas son extinction par la mort ? – Mahārāja, l'Arhat n'a ni penchant ni aversion [...]. Il a été dit par le thera Sāriputta, Maréchal de la Loi : je ne desire pas la vie, je ne desire pas la mort. J'attends mon heure, comme le serviteur attend ses gages[4]. » (Mil. II, 20)

Comme le souligne D. Keown, le bouddhisme dénonce à la fois le désir de mort quand on est bien portant et le refus de l'inévitable mort quand l'heure est venue[5]. Le suicide ne permet pas d'échapper au mauvais *karman*. Celui-ci sera simplement reporté dans la vie future. Les textes médicaux sanskrits ne disent pas autre chose (par exemple : CS IV, I, 117). S'ils s'opposent à la déontologie bouddhique, ce n'est pas dans la dénonciation de l'euthanasie ou du suicide, mais plutôt dans l'idée inverse, étrangère au bouddhisme, qui consiste à prolonger la vie le plus longtemps possible.

Les essais cliniques : la légende d'Aśoka dans le *Divyāvadāna*

On trouve dans le *Divyāvadāna* une ancienne légende d'après laquelle l'une des épouses du roi Aśoka, tombé gravement malade, n'hésita pas à ouvrir l'abdomen d'un malheureux présentant les mêmes symptômes que le roi pour découvrir la cause du mal. Un texte surprenant qui décrit ce qui ressemble fort à un authentique essai clinique, au cours duquel une batterie de tests est pratiquée sur un cobaye. Voici une traduction du passage le plus intéressant.

> « Un jour, une grave maladie se déclara chez le roi Aśoka. De sa bouche, de ses poils et de ses pores s'exhalait une odeur fécale et il n'était pas possible de le guérir. Alors le roi fit appeler Kunāla (son fils) pour lui confier le gouvernement. Car à quoi bon continuer à vivre ? Ayant entendu cela, Tiṣyarakṣitā (l'épouse d'Aśoka) pensa : "Si Kunāla accède au trône, c'en est fait de ma vie." Elle dit alors au roi : "Je te redonnerai la santé (*svastha*, littéralement le « bien-être »), mais ne laisse pas passer les médecins (*vaidya*)." Tandis que le roi interdisait l'entrée aux médecins, Tiṣyarakṣitā leur demanda : "Si quelqu'un, homme ou femme, est atteint par la même maladie, qu'on me l'amène pour que je l'examine." Un bouvier souffrant du même type d'affection fut amené à Patna. On fit appeler un médecin et un remède fut prescrit à ce malade souffrant de cette maladie. Le bouvier approcha, accompagné par le médecin qui le conduisit auprès de Tiṣyarakṣitā. Dans un endroit secret, elle le plongea dans l'inconscience. Après quoi elle lui ouvrit l'abdomen et constata la présence d'un grand ver. Quand celui-ci se déplaçait vers le haut, cela entraînait des vomissements. Quand il se déplaçait vers le bas, il produisait des coliques. On lui appliqua du poivre noir (*marica*, *Piper*

nigrum L.) réduit en poudre sans parvenir à le tuer. De même avec le poivre long (*pippali, Piper longum* L.) et le gingembre (*śṛṅgavera, Zingiber officinale* Roscoe). Enfin l'application d'oignon (*palāṇḍu, Asphodelus fistulosus* L.) le tua et il fut expulsé avec les excréments. Cela fut rapporté au roi, auquel il fut conseillé de consommer de l'oignon pour recouvrer la santé. Le roi dit : "Je suis un *kṣatriya*. Comment pourrais-je manger de l'oignon ?" La reine répondit : "Tu dois le manger car c'est un remède pour te sauver la vie." Le roi le mangea. Le ver fut tué et expulsé avec les excréments et le roi fut guéri[6]. » (Div. 27)

Ce texte est riche d'enseignements à plus d'un titre. Non seulement parce qu'il met en évidence l'existence des essais cliniques selon une procédure parfaitement rationnelle, mais surtout parce que cette légende est reprise dans le *Divyāvadāna*, texte canonique bouddhiste en sanskrit, sans que cela suscite la moindre objection doctrinale quant au sort du malheureux cobaye. Ce que le texte retient, c'est que ces essais permettent de découvrir le responsable du mal, un parasite intestinal, et son remède, l'oignon. Aśoka, dont la double appartenance culturelle, hindouiste et bouddhiste, apparaît ici, objecte sa qualité de *kṣatriya*. L'oignon est très impur. Il l'est tout autant pour les bouddhistes. Pourtant, ce légume lui est prescrit. Les nécessités médicales l'emportent, du point de vue hindouiste comme du point de vue bouddhiste, sur les principes éthiques.

De l'interdiction à l'exigence de la pratique de la médecine

Les spéculations philosophiques nouvelles du bouddhisme, les interdits et les obligations liées à la discipline monastique auraient dû entraîner l'apparition d'une déontologie médicale propre au bouddhisme. On va voir que cette déontologie n'a jamais vu le jour. Ce sont les dogmes qui se sont adaptés à la déontologie déjà existante, telle qu'elle fut exposée dans les textes médicaux sanskrits.

Convergences entre la doctrine bouddhique et l'Āyurveda : l'exemple de la diététique

Dans l'Inde ancienne, l'éthique bouddhique n'est pas révolutionnaire au point de faire du bouddhisme une doctrine inconciliable en tous points à l'Āyurveda. La diététique est une question sur laquelle les préoccupations du bouddhisme rejoignent celles de la médecine indienne. Les traités ayurvédiques classiques mettent souvent l'accent sur la modération. Caraka insiste sur l'intérêt d'un bon équilibre alimentaire, à la fois du point de vue quantitatif (CS I, V, 3-8), et qualitatif (CS I, XXV, 37-39). Selon Wujastyk, c'est un idéal profondément bouddhiste, car il correspond au dogme fondamental de la voie du milieu (*mādhyamika*), qui prescrit la modération en toutes choses[7]. On a vu dans le *Mahāvagga* du *Vinayapiṭaka* que le Bouddha exhortait ses moines à modérer leur appétit. Le pèlerin chinois Yi Jing lui-même insiste beaucoup sur la diététique, dans une optique typiquement bouddhiste : « Food is sufficient if you do not die of hunger[8]. » Vāgbhaṭa, que certains auteurs considèrent comme bouddhiste, recommande lui aussi de ne pas trop manger, surtout des aliments gras (Ahs I, II, 11), avant de proclamer clairement le dogme de la voie du milieu : « one shall follow a middle course in all (religious and profane) matters[9]. » (Ahs I, II, 30)

Peut-on en conclure pour autant que les considérations diététiques de la médecine indienne sont d'origine bouddhiste ? D'après Caraka, la quantité de nourriture dépend des capacités de digestion (*agnibala*, « la force du feu digestif »), de sorte que des aliments considérés comme très digestes ne doivent pas être consommés en quantité excessive. Même un individu affamé doit éviter de consommer trop de nourriture, précisément parce que, dans son cas, le « feu digestif est affaibli » (CS I, V, 9). Cela rejoint bien la prescription de Yi Jing (cf. *supra*). Mais à aucun moment Caraka ne justifie son discours par des considérations religieuses. Selon lui, s'il faut modérer son appétit, ce n'est pas en fonction du dogme du *mādhyamika*, mais en fonction des capacités de digestion, et lorsque Caraka s'arrête sur des questions religieuses, ses références sont hindouistes. Autrement dit, si le bouddhisme et l'Āyurveda s'accordent sur le point de la modération, ce n'est pas parce que le bouddhisme a influencé la médecine indienne, mais bel et bien parce que cette médecine plonge elle-même ses racines dans les *Veda*.

Par ailleurs, Yi Jing et Vāgbhaṭa donnent autant de raisons médicales à la modération que de raisons religieuses. La diététique tient en effet un rôle fondamental dans la prévention des maladies, rôle que même Yi Jing ne se prive pas de souligner. Il préfère insister sur l'hygiène et la diététique dans le cadre de la prévention, plutôt que sur les médicaments dans celui de la guérison[10].

Assouplissements de la doctrine : l'exemple des interdits alimentaires

Les raisons éthiques de l'interdit dans le bouddhisme

Dans bien des cas, la doctrine bouddhique ne s'accorde pas avec les prescriptions de l'Āyurveda, quand elle ne les contredit pas carrément. C'est le cas dans la question des interdits alimentaires. Le bouddhisme refuse la consommation d'un grand nombre d'aliments d'origine animale et la consommation d'alcool. Il y a deux raisons à cela. La première, par son évidence, est souvent oubliée. Il s'agit là encore du dogme de la voie du milieu. En effet, le *mādhyamika* préconise la modération. Les moines doivent mener un train de vie austère et tous les produits de luxe sont évidemment proscrits. La viande et surtout l'alcool sont considérés comme tels. De plus, l'alcool pourrait produire des états d'ébriété chez les moines, ce qui conduirait à d'autres excès, contraires aux prescriptions du *mādhyamika*. D'où l'interdit.

Mais cet interdit a une deuxième raison. C'est la notion d'*ahiṃsā*, la non-violence. Celle-ci existe aussi dans l'hindouisme, mais elle trouve une expression plus radicale dans le bouddhisme. Le dogme du *samsāra* ou cycle des renaissances y est en effet central. Toute action de cruauté est donc à éviter si l'on veut au moins renaître dans une condition meilleure, à défaut de pouvoir échapper au cycle. Et en particulier les actions de cruauté envers les animaux. C'est pourquoi leur mise à mort à des fins de consommation est assimilée à un meurtre et, comme tel, interdite. C'est sous l'influence du bouddhisme qu'Aśoka interdit l'abattage rituel des animaux dans son 4e édit.

Les nécessités de la médecine

Or les traités ayurvédiques sont souvent amenés à recommander la consommation de viande – concernée par les deux interdits – ou d'alcool – concerné seulement par le premier –, pour des raisons médicales. Il y a là une contradiction majeure entre la doctrine bouddhiste et la médecine. Elle met définitivement en pièces les idées de parenté entre les deux. Que disent les textes médicaux sanskrits ? Non seulement ils ne se privent pas de prescrire des produits d'origine animale ou de l'alcool dans le traitement des maladies, mais ils vont même jusqu'à inciter à la consommation de viande à des fins préventives. C'est la *Hārītasaṃhitā* qui va le plus loin dans ce sens : « La viande préparée, jointe à l'assaisonnement, est fortifiante, excellente, savoureuse et enflammante (pour le feu digestif) [...]. Il n'y a rien d'autre qui soit équivalent à la viande pour assurer la grandeur (croissance) du corps[11]. » (HS I, XXIII, 22-23)

La question de l'alcool est plus nuancée. Vāgbhaṭa n'interdit pas l'alcool, mais il ne le recommande pas non plus : « Alcohol (is) not to be drunk, or to be drunk (only) in small quantities or with much water ; otherwise it causes cutaneous swellings, flaccidity, heat, and stupor[12]. » (Ahs I, III, 29) On constate que les arguments développés contre l'alcool par Vāgbhaṭa ne sont pas bouddhistes mais d'ordre purement médical. Quant à Aśoka, on ne trouve aucun de ses édits qui interdise l'alcool.

On vient de voir que les traités ayurvédiques qui recommandent la viande sont en total désaccord avec le bouddhisme. En revanche, ils sont en parfaite conformité avec l'hindouisme. Au temps des *Veda*, les sacrifices rituels d'animaux étaient la règle. Selon Basham, la doctrine de l'*ahiṃsā* ne se serait développée qu'à l'époque des *Upaniṣad*[13], mais avec un succès mitigé, puisque certains textes tentent de s'y soustraire, pour des raisons médicales. Par exemple, le *Mārkaṇḍeya-Purāṇa* : « Il ne commet pas de péché celui qui mange de la viande quand elle a été consacrée et quand elle sert de remède. » (*Mārkaṇḍeya-Purāṇa* XXXII, 20)

L'assouplissement des interdits

Très tôt, la communauté des moines bouddhistes a été confrontée à la maladie et le Bouddha lui-même a dû à son tour lever certains interdits. Il s'y est pris de la même manière que dans le *Mārkaṇḍeya-Purāṇa*. L'interdit alimentaire reste la règle générale, mais il la dote d'un certain nombre d'exceptions. Kern rapporte ce passage du *Pāṭimokkha* : « If a monk, unless he be sick, shall request for his use, or shall partake of delicacies, to wit : ghee, butter, oil, honey, sugar, fish, meat, milk, curds – it is a Pācittiya sin[14]. » Trois remarques au sujet de cet extrait. D'abord, il s'agit de la levée d'un interdit alimentaire pour cause de maladie (« unless he be sick »). Ensuite l'interdit en question est ici motivé par le principe d'austérité des moines et non par le principe d'*ahiṃsā*, puisque la viande et le poisson ne sont pas les seuls aliments concernés. Enfin, comme le souligne Kern, ce texte est formulé de telle manière qu'il peut aussi bien contenter les ermites les plus rigoureux que les moines les plus modérés.

Dans la même optique, le Bouddha autorise à ses moines le stockage pendant sept jours des cinq produits suivants : le beurre clarifié (*ghī*), le beurre, l'huile, le miel et la mélasse, mais seulement en tant que remèdes pour les moines malades (MV VI, 15). Dans un autre passage du *Mahāvagga*, le Bouddha fait preuve d'encore plus de souplesse : « let no one eat meat without having enquired (what it is). » (MV VI, 23) Plus loin, il poursuit : « Let no one knowingly eat meat (of an animal) killed for that purpose. I prescribe that fish is pure to you in three cases : if you do not see, if you have not heard, if you do not suspect (that it has been caught specially to be given to you). » (MV VI, 31) Autrement dit, la viande et le poisson se retrouvent dans la catégorie de ce que les moines peuvent consommer, non seulement en cas de maladie, mais en toute une série de circonstances qui, de fait, rendent caduc l'interdit alimentaire. Cette prescription se contente en effet d'interdire aux moines de chercher sciemment à consommer de la viande ou du poisson. Mais rien ne les oblige à refuser si on leur en donne.

Le Bouddha lui-même aurait mangé du porc lors de son dernier repas à Pāvā, dans le bosquet de mangues du forgeron Śunda. À ce sujet, Kern remarque : « The Bouddha himself is represented as eating pork expressly prepared for him by Çunda, and thus proved ipso facto that he was not Buddhist[15]. » En effet, il contredit en cela son propre enseignement, tel qu'il apparaît dans le *Mahāvagga* : « Let no one knowingly eat meat (of an animal) killed for that purpose » (cf. *supra*). Les textes qui nous relatent la consommation de porc par le Bouddha[16] sont d'autant moins orthodoxes que c'est à ce repas qu'ils attribuent la crise de dysenterie qui s'en est suivie et la mort du Bouddha, autrement dit son accession au *nirvāṇa*. Mais il faut préciser qu'il y a débat sur le fait de savoir s'il s'agissait bien de porc. Le terme pāli utilisé est *sūkara-maddava*, littéralement « délicatesse de porc ». Il peut s'agir de porc, mais aussi de « régal de porc », autrement dit de truffes. C'est sur cette dernière hypothèse que s'accordent les Bouddhistes actuels et le mycologue R. Gordon Wasson.

Dans ces exemples, le Bouddha parvient à faire preuve de pragmatisme tout en préservant intactes les principes : le principe d'austérité des moines et celui de non-violence. On en trouve la meilleure illustration dans l'argumentation rhétorique développée par le *Suttanipāta* du *Khuddakanikāya*. Dans ce texte, ce sont ceux qui prennent la vie au poisson qui sont en faute par rapport au dogme de l'*ahiṃsā*, et non les personnes qui le consomment[17] (Sn II, 2, 3-9). Ainsi, la condamnation du meurtre des animaux (J. n°220) se trouve-t-elle confirmée, tout en en autorisant la consommation. C'est un parfait exemple d'aménagement de la doctrine bouddhique. Le Bouddha a réconcilié l'éthique de non-violence à l'égard des animaux avec l'utilisation de viande à des fins médicales.

Quant à l'alcool, malgré la volonté d'austérité, il est également autorisé comme remède, non sans embarras et toujours en petite quantité (MV VI, 14, 1).

Divergences entre la doctrine bouddhique et l'Āyurveda

Sur le point de la théorie du *karman*, on a remarqué les concessions considérables que le bouddhisme a acceptées pour justifier la pratique médicale. Le *Milindapañha* en est l'exemple le plus frappant, puisqu'il calque son contenu sur l'Āyurveda, au point d'affirmer parfois l'exact contraire de l'enseignement du Bouddha. Mais il demeure de nombreuses divergences entre la doctrine bouddhiste et la médecine, où les bouddhistes ont finalement préféré confirmer leur doctrine aux dépens de l'Āyurveda.

Une objection doctrinale : le corps vu comme une maladie

Dans ses conceptions de la médecine, c'est le corps humain que le bouddhisme considère comme la plus grave des maladies, alors que le but de la médecine est précisément de guérir le corps. Pour le Bouddha, ce n'est pas tant les maladies qu'il faut éradiquer, mais le corps lui-même. De nombreux textes bouddhiques assimilent le corps à une plaie ou à une infection et cherchent délibérément à dégoûter leurs lecteurs. Le *Lohiccasutta* du *Dīghanikāya* définit le corps comme un cadavre gonflé (*uddhumataka*) et suppurant (*vipubakka*) (DN XII). Le *Suttanipāta* exhorte à résister contre les charmes illusoires du corps et à le voir tel qu'il est réellement : périssable et plein d'impuretés (Sn 202). Le *Dhammapada* donne des détails : « Voyez cette marionnette peinturlurée, ce ramas de blessures (*arukāya* : blessure, c.-à-d. les neuf ouvertures du corps), ce composé malade, aux multiples projets, sans assurance de durer ! Cette forme décatie, ce nid à maladies, cette chose fragile, ce tas de pourriture va se briser : la vie trouve son terme dans la mort[18]. » (DP XI, 147-148)

Pourquoi le bouddhisme fustige-t-il ainsi le corps ? La réponse est contenue dans ces extraits du *Suttanipāta*, qui met en garde contre les illusions, et du *Dhammapada*, qui dépeint cette « marionnette peinturlurée ». Le corps est objet de vanité et de désir, deux grands péchés du bouddhisme. Il s'agit de se détourner des plaisirs terrestres. Mais plus fondamentalement, le corps constitue pour les bouddhistes le signe de leur enchaînement au cycle des renaissances. C'est pourquoi il est perçu négativement. Il doit être éradiqué car l'absence de corps est un signe de l'accès au *nirvāṇa*. C'est dans ce sens qu'il faut interpréter l'optimisme paradoxal qu'on peut lire dans la phrase « la vie trouve son terme dans la mort », où la mort est connotée positivement, puisque souhaitée.

Or, comme son nom l'indique, l'Āyurveda, « savoir sur la longévité », souhaite exactement le contraire. Son but est de repousser le plus loin possible l'échéance de la mort. La contradiction entre le bouddhisme et la médecine indienne est totale. En fait, on a bien vu que le bouddhisme lui-même se trouve en contradiction interne, puisqu'il recommande la pratique de la médecine, au point de faire par ailleurs de profondes concessions (interdits alimentaires, théorie du *karman*).

Une fois de plus, le *Milindapañha* est le seul texte bouddhiste à aborder la contradiction de front, non sans écorcher à nouveau la doctrine du Bouddha :

> « Nāgasena, les religieux chérissent-ils leur corps ?
> – Non.
> – Alors pourquoi le traitez-vous avec affection, avec complaisance ?
> – As-tu parfois, Mahārāja, reçu une blessure dans la bataille ?
> – Oui.
> – Cette blessure n'a-t-elle pas été ointe avec un onguent, frottée avec de l'huile, bandée avec une étoffe fine ?
> – Oui.
> – Est-ce que tu chérissais ta blessure pour la traiter si bien ?
> – Non. C'était seulement pour la cicatriser.
> – De même les religieux ne chérissent pas leur corps ; mais, sans s'y attacher, ils en prennent soin en faveur de la vie pieuse (dont il est l'instrument). Le corps a été comparé par le Bienheureux à une plaie et les religieux traitent leur corps sans s'y attacher. Le Bienheureux a dit : "Couvert d'une peau humide, grande plaie à neuf ouvertures, / il coule de tous côtés, impur et fétide" [19]. » (Mil. III, 19)

Nāgasena réussit à réaffirmer la doctrine du corps comme maladie (donc la volonté de son éradication), tout en utilisant la même doctrine, par le biais d'une comparaison habile, pour justifier son exact contraire : les soins apportés au corps. Ainsi, aucune concession n'est faite sur la vision bouddhiste de la « plaie à neuf ouvertures », le Bouddha étant lui-même cité en renfort. On retrouve ainsi affirmées côte à côte deux conceptions opposées, l'une médicale, l'autre religieuse, sans que la contradiction entre les deux n'ait été pour autant levée, mais plutôt escamotée. Par conséquent, la divergence entre le bouddhisme et l'Āyurveda reste entière.

Des objections doctrinale et médicale sur la chirurgie

Un autre sujet de divergence concerne les objections bouddhistes à certaines pratiques chirurgicales ayurvédiques. Il s'agit à nouveau d'objections qui ont été maintenues aux dépens de la pratique médicale. À tel point que les historiens tiennent en général le bouddhisme pour responsable du déclin de la chirurgie indienne. Par exemple, Veith et Minami écrivent : « Ancient medicine in India was outstanding, especially in the field of surgery, but under the influence of a Buddhism which prohibited the "destruction of life or living things", its development was hindered[20]. »

En fait, il convient de relativiser ces objections. Si l'on parcourt toute la littérature du *Tripiṭaka*, on ne trouve aucune référence qui interdise la pratique de la chirurgie, sauf une, dans laquelle le Bouddha interdit le traitement par la chirurgie de la fistule anale, comme le remarque Mitra[21]. La portée des objections du bouddhisme se trouve ainsi considérablement réduite.

Cette référence se situe dans le *Mahāvagga* du *Vinayapiṭaka*. Un certain moine souffrant d'une fistule anale (*bhagandala*, skr. *bhagandara*) y reçoit les soins d'un chirurgien du nom d'Akāsagotta, qui se propose de l'inciser. Voyant cela, le Bouddha interdit immédiatement l'opération en ces termes : « How can this foolish fellow, O Bhikkhus, allow a surgical operation to be performed in that part of his body ? The skin there, O Bhikkhus, is tender, the wound is difficult to treat, the knife is difficult to guide. This will not redound, O Bhikkhus, to the conversion of the inconverted. [...] You are not, O Bhikkhus, to allow a surgical operation to be performed upon you in that part on your bodies. Whosoever allows that, is guilty of a *thullakkaya* offence. [...] No surgical operation is to be performed within a distance of two inches round the anus, and a clyster is not to be used. Whosoever does so, is guilty of a *thullakkaya* offence. » (MV VI, 22)

Ce texte présente une originalité dans la mesure où le Bouddha y formule une objection à une pratique médicale pour des raisons elles-mêmes médicales et non pas religieuses. Cela serait-il le signe d'une connaissance approfondie de la médecine de la part du Bouddha ? La réponse est non. Le Bouddha prend en effet pour argument la difficulté technique de l'opération. Or Suśruta ne dit pas autre chose (SS II, IV, 10), ce qui signifie que le Bouddha se contente de suivre l'avis éclairé de la médecine savante de son époque.

Ainsi le Bouddha privilégie-t-il les traitements non chirurgicaux de la fistule anale, comme le traitement administré par Jīvaka au roi Bimbisāra, atteint lui aussi par cette affection (*bhagandalabādho*), et qui consiste en un simple onguent (MV VIII, 1, 14-15). Dans le *Bussetsu ryô jirôbyô kyô*, texte issu d'une traduction du pèlerin bouddhiste chinois Yi Jing, le Bouddha recommande même la lecture d'une prière pour se débarrasser de cette maladie, ce qui constitue un formidable retour aux pratiques magiques. Mais dans ce cas précis, il y a discussion sur le point de savoir s'il s'agit bien de la fistule anale. C'est en tous cas l'avis de Veith et Minami[22].

Cet épisode de la fistule anale a été monté en épingle par quelques auteurs pour attribuer au bouddhisme le déclin de la chirurgie indienne. C'est évidemment insuffisant. En réalité, à côté de cette objection, de nature médicale et pour un cas très particulier, il faut ajouter une seconde objection des bouddhistes, de portée plus générale et de nature doctrinale. Il s'agit de l'éthique de la non-violence (*ahiṃsā*), et c'est celle-ci que mentionnent Veith et Minami lorsqu'ils mettent en accusation le bouddhisme. En effet, bien qu'on ne trouve aucune référence à ce sujet, on comprend aisément que, l'éthique de l'*ahiṃsā* interdisant toute cruauté envers les animaux, le bouddhisme proscrive les dissections, donc prive les médecins des connaissances anatomiques indispensables à la pratique de la chirurgie.

En pratique

Au nom du principe d'humilité, le Bouddha commence par interdire la pratique de la médecine par les moines. Il est hostile à la rémunération du médecin. Pour les bouddhistes, la motivation de l'art de guérir doit être la compassion et non le profit. Voici ce que dit André Bareau à ce sujet : « (Le moine) ne pouvait exercer la médecine que pour soigner les autres moines, et par conséquent gratuitement. Ses connaissances médicales étaient rudimentaires, de même que les remèdes dont il pouvait disposer. Les moines malades devaient être assistés par leurs confrères les plus proches et ce n'était que dans des cas très graves et rares qu'il leur était permis de recevoir les secours d'un médecin laïque, comme le célèbre Jīvaka qui soigna le Bouddha[23]. » Cette discipline connaît quelques rares adoucissements. Ainsi les moines n'ont-ils jamais le droit de se rendre auprès des nonnes, sauf si l'une d'entre elle se trouve malade[24].

Pourtant, l'horreur de la rémunération de la pratique médicale n'empêche pas le huitième *kandhaka* du *Mahāvagga* de décrire avec détail toutes les richesses que Jīvaka a pu amasser de par sa profession. En effet, chacune de ses interventions médicales est rémunérée par des honoraires conséquents. Pour la première, il reçoit 16 000 *kāhāpanas*, deux domestiques (un homme et une femme) et un carrosse avec des chevaux (MV VIII, 1, 13). Pour la deuxième, le roi Bimbisāra lui offre tous les ornements de ses cinq cents femmes (MV VIII, 1, 15). Pour la troisième, son patient veut lui donner tout ce qu'il possède et être son esclave. Jīvaka refuse, mais reçoit en échange 100 000 *kāhāpanas* (MV VIII, 1, 20). Pour la quatrième, il reçoit à nouveau la somme de 16 000 *kāhāpanas* (MV VIII, 1, 22).

Pour la cinquième, le roi Paggota d'Ujjain lui offre des milliers de vêtements précieux. Pour sa dernière intervention, le Bouddha lui-même lui accorde une faveur en échange de sa guérison. Il l'autorise à porter les vêtements précieux offerts par Paggota, de même qu'il autorise les moines à porter des vêtements de laïques, alors qu'en principe, par humilité, ils ne doivent s'habiller qu'avec les haillons des morts (MV VIII, 1, 34).

Dans un autre passage du *Mahāvagga*, le Bouddha est même allé plus loin, en exhortant ses moines à la pratique de la médecine. Il s'agit d'un épisode où un certain moine, atteint de problèmes intestinaux, couche dans ses propres excréments. Le Bouddha et Ananda en personne viennent pour le laver. Puis le Bouddha s'adresse à ses moines : « Ye, O Bhikkhus, have no mothers and no fathers who might wait upon you. If ye, O Bhikkhus, wait not upon the other, who is there indeed who will wait upon you ? Whoever, O Bhikkhus, wait upon me, he shall wait upon the sick[25]. » (MV VIII, 26, 1-3)

Textes et témoignages sont donc unanimes : le Bouddha a encouragé l'étude et la pratique de la médecine au sein du *Saṃgha* en dépit du principe d'humilité qui aurait pu le pousser au contraire à laisser les maladies se développer dans les communautés de moines. Sur un plan purement doctrinal, il est peu de cas où le bouddhisme s'accorde parfaitement avec l'Āyurveda. Le bouddhisme a dû se faire violence et nuancer fortement certains de ses dogmes les plus fondamentaux, ne serait-ce que pour justifier éthiquement la pratique médicale. C'est pourquoi il apparaît plus pertinent de formuler les rapports du bouddhisme et de la médecine en termes d'*intérêts* réciproques plutôt qu'en termes d'*influences* réciproques. Quelles sont les raisons de cet encouragement à la médecine ?

Les explications de l'intérêt du bouddhisme pour la médecine

Explications éthiques

Une première explication tient dans le principe de compassion, cher au Bouddha et amplifié par les mahāyānistes. Selon J. Mitra, « compassion was the source of his (le Bouddha) morality and the good of all the goal of his moral conduct. Under the moral conducts, the inclusion of celibacy, knowledge, charity, amicableness, compassion, joy, impartiality, and peace in Āyurveda is positively influenced by Buddhism[26] ». La compassion en médecine serait donc un apport du bouddhisme. Quant au rapport proprement dit de la compassion et de la médecine, il est évident. Comme l'affirment J. Hughes et D. Keown, « the Buddhist emphasis on compassion finds natural expression in the care of the sick[27] ».

Deux aspects différencient cependant la compassion des hindous de la compassion des bouddhistes, au-delà même de la simple accentuation de ce principe chez les derniers par rapport aux premiers. L'un de ces aspects est mentionné par Basham : « Buddhism which encouraged the virtue of compassion and was less bound than Hinduism by considerations of ritual purity, seems to have been particularly conducive to the study of medicine[28]. » La négligence des critères de pureté rituelle chez les bouddhistes contribue à la rationalisation de la médecine, ce qui rapproche plus le bouddhisme des traités médicaux ayurvédiques que des considérations religieuses de l'hindouisme. Le second aspect est mentionné par Filliozat : « Le bouddhisme est en effet une des religions indiennes qui exalte le plus la charité à outrance. Un livre bouddhique célèbre dit formellement que le médecin ne se préoccupe pas de la caste de son malade[29] » (*Sūtralamkara* 43), ce qui n'est pas le cas des médecins hindous.

Selon Bareau, c'est donc ce principe de compassion qui a poussé les bouddhistes à développer la médecine : « conformément à la grande loi de compassion et de bienveillance universelles qui caractérise la doctrine bouddhique et renouant avec de vieilles traditions dont l'archéologie et l'épigraphie ont prouvé l'authenticité, la communauté s'occupe d'institutions charitables telles qu'hôpitaux et orphelinats[30]. » On le voit, la plupart des auteurs insistent sur la compassion, sur la charité bouddhique pour expliquer l'ouverture d'hôpitaux et de dispensaires mais aussi l'enseignement de la médecine dans des universités bouddhiques[31].

Explications pratiques

Pourtant, il existe d'autres explications qui, elles, n'ont aucun rapport avec ces considérations éthiques.

Les nécessités spirituelles

Certains textes avancent l'idée que la maladie détourne le moine qui en souffre de sa vocation spirituelle, en accaparant toute son attention. L'importance de la bonne santé dans l'accomplissement d'une vie spirituelle et intellectuelle se trouve donc fortement soulignée. Yi Jing s'exprime en ces termes : « Is it not a sad thing that sickness prevents the pursuit of one's duty and vocation[32] ? » On a déjà vu comment Nāgasena justifiait les soins du corps chez les moines, pour la même raison : « De même les religieux ne chérissent pas leur corps ; mais, sans s'y attacher, ils en prennent soin en faveur de la vie pieuse (dont il est l'instrument). » (Mil. III, 19)

Les nécessités sanitaires

Une autre explication à l'intérêt des bouddhistes à la connaissance et à la pratique de la médecine concerne les évidentes nécessités sanitaires requises dans l'organisation d'un monastère. C'est dans cette optique qu'il faut interpréter le passage du *Mahāvagga* cité plus haut, où le Bouddha exhorte ses moines à s'occuper mutuellement d'eux-mêmes. Cette situation du moine malade trouvé par le Bouddha couchant dans ses propres excréments serait intolérable partout. Elle l'est aussi dans les monastères. Le Bouddha donne par ailleurs clairement la raison pour laquelle les moines doivent s'entraider : « Ye, O Bhikkhus, have no mothers and no fathers who might wait upon you. If ye, O Bhikkhus, wait not upon the other, who is there indeed who will wait upon you[33] ? » (MV VIII, 26, 1-3) Les moines étant livrés à eux-mêmes n'ont pas d'autre choix que de se soigner tout seuls quand ils sont malades.

Explications politiques

Mais il est clair que le développement de la médecine dans les communautés bouddhistes n'aurait jamais atteint un tel degré si ces considérations avaient été les seules en jeu pour expliquer l'intérêt du bouddhisme pour la médecine. Une troisième catégorie d'explications, politiques celles-ci, joue un rôle décisif.

Le rôle de la médecine dans le prosélytisme religieux

L'intérêt de la médecine dans une politique de prosélytisme est évident. Filliozat écrit : « Il est permis de penser que si la religion servait le progrès de la médecine en multipliant les hôpitaux, elle avait en retour en ceux-ci un puissant instrument de prosélytisme[34] » et il rapproche à ce propos les œuvres charitables bouddhistes des fondations des missionnaires chrétiens.

Mais d'abord, il convient de remarquer à quel point le Bouddha était obsédé par la réputation de sa communauté. Le but ultime de son enseignement, la prise de conscience par tous les hommes des « quatre vérités » et leur accession au *nirvāṇa*, explique la vocation prosélyte très marquée de la communauté, dès son origine. Or le Bouddha associe souvent la réussite de sa politique de prosélytisme à l'exemplarité du *Saṃgha*. Personne n'aura envie de rejoindre la communauté si celle-ci ne reflète pas dans la pratique les enseignements qu'elle promeut.

C'est pourquoi le Bouddha maintient certains interdits, sans que l'on y trouve de raison strictement religieuse ou médicale. Par exemple, dans l'épisode du *Mahāvagga* où le Bouddha souffre de flatulences, il désapprouve le remède qu'Ananda lui a préparé de son propre chef, non qu'il doute de son efficacité médicale mais, comme le suggère Chattopadhyaya, parce que sa nature, trop riche à son goût, risquerait d'affecter la crédibilité du *Saṃgha*[35] : « This will not redound, Ananda, to the conversion of the unconverted » (MV VI, 17-19). Dans cet exemple, on rejoint le principe d'austérité des moines, mais il n'est pas central, puisque ce que redoute le Bouddha, ce n'est pas tant l'excès de bonnes choses pour lui-même qui pourrait affecter négativement son *karman*, que le fait que le public puisse suspecter son austérité.

On retrouve exactement la même formule – « this will not redound, O Bhikkus, to the conversion of the unconverted » – dans l'épisode de la fistule anale du moine qu'Akāsagotta a voulu opérer. Le Bouddha interdit l'intervention chirurgicale dans cette partie du corps et s'il en donne une raison médicale, il rappelle avant tout à ses moines, par cette formule, que si des laïques apprenaient ce qui s'est passé, ils se détourneraient de la communauté (MV VI, 22). C'est pour la même raison, le prestige du *Saṃgha*, que le Bouddha interdit à ses moines la consommation de viande d'éléphant, de cheval, de chien, de serpent, de lion, de tigre, de panthère, d'ours et de hyène (MV VI, 23). Là encore, ce qui est en cause, c'est moins le plaisir coupable que retireraient les moines de la consommation de viande que la désapprobation du public.

En revanche, la pratique de la médecine par les communautés de moines et la qualité des soins qu'ils peuvent procurer sont un atout majeur dans la politique de prosélytisme voulue par le Bouddha. On a déjà vu que certains laïques ne se convertissaient que pour être soignés par Jīvaka, preuve incontournable du rôle de la médecine dans les conversions. Le mouvement a même pris une telle ampleur, que le Bouddha a dû interdire l'entrée dans l'ordre à certains types de malades.

Les intérêts des souverains bouddhistes dans la pratique de la médecine

Là encore, le seul intérêt du *Saṃgha* ne suffit pas à expliquer le développement que la médecine a connu dans l'Inde bouddhique. Les souverains bouddhistes y ont largement contribué. Leurs motivations personnelles ont rejoint celles de la communauté du Bouddha, même si elles n'ont certainement pas eu les mêmes sources. Les rois bouddhistes ont agi selon trois objectifs.

Un intérêt politique

Très tôt, les souverains bouddhistes se sont aperçus du profit qu'ils pourraient tirer de la qualité des soins médicaux procurés par le *Saṃgha*. Leur démarche a donc été d'encourager le *Saṃgha* dans la pratique de la médecine et d'en récolter, en tant que patrons de ces opérations de santé publique, un prestige et un pouvoir personnels. On peut dès lors se demander dans quelle mesure les rois hindous n'ont pas, eux aussi, développé la médecine. Il est fort probable qu'ils aient eu le même rôle, mais sans l'appui des puissantes infrastructures liées à l'organisation même de la communauté bouddhiste, leur action ne semble pas avoir été en mesure de laisser des traces comparables à celles de leurs homologues bouddhistes.

Un idéal royal

Le roi bouddhiste, même s'il n'est qu'un « sympathisant » laïque puisqu'il ne fait pas partie de la communauté bouddhique, respecte les mêmes principes éthiques que le *Saṃgha*. Il est un *cakravartin* (« celui qui tourne la roue » de la loi) ou un *dharmarāja*[36] (un roi qui règne selon les principes bouddhistes). À ce titre, il tente de promouvoir l'éthique du Bouddha. Or la compassion en est un des éléments fondamentaux. C'est pourquoi l'idéal royal est celui d'un roi qui comble ses sujets, qui les aide en cas de besoin, qui les soigne donc en cas de maladie. Mais là encore, on trouve le même principe dans l'éthique politique de l'hindouisme. Le roi hindou est lui aussi en charge de la protection et de la santé de ses sujets.

Une volonté magique

Dans un cas bien précis, celui de la dynastie chinoise des empereurs Tang (618-907), une tout autre motivation a été mise en évidence. Les Tang ne voient dans le bouddhisme que le moyen de se procurer des pouvoirs surnaturels. Voici ce que dit Chavannes à ce sujet : « Ils espèrent en tirer enfin ce secret d'immortalité que les Fils du Ciel, les uns après les autres, ont toujours cherché ; tandis qu'ils écoutent les brahmanes tels que Pokayeta, qui leur promettent l'herbe de la longue vie, ils se servent des pèlerins bouddhiques pour aller chercher en Inde des drogues merveilleuses [...]. En vérité ces souverains seraient prêts à élever des autels au dieu inconnu, pourvu que ce dieu fût un magicien capable de les sauver de la mort ; ils accueillent le bouddhisme comme ils acceptent indistinctement toutes les doctrines qui prétendent contenir des révélations mystérieuses[37]. »

Deux idées sont à retenir. La première, c'est que les Tang sont intéressés par « l'immortalité » et par « l'herbe de la longue vie ». L'Āyurveda, « savoir sur la longévité », est donc susceptible de répondre à leur attente. Ensuite, la mission officielle des pèlerins bouddhistes envoyés en Inde à cette époque, comme Xuan Zang de 629 à 645 et Yi Jing de 671 à 695, ne concerne pas seulement la recherche de reliques ou de manuscrits canoniques bouddhistes, mais aussi celle de textes et d'enseignements concernant les sciences : mathématiques, astronomie et, bien sûr, médecine[38]. Ainsi, comme le suggère Chavannes, l'alliance des empereurs Tang avec le bouddhisme n'est qu'une alliance de circonstance, car elle permet aux Tang d'accéder au « savoir sur la longévité » (c'est-à-dire à la médecine indienne). C'est en effet par l'intermédiaire du bouddhisme que l'Āyurveda s'est fait connaître en Chine.

À côté de l'évidente nécessité de rester en bonne santé, ce sont sans doute des motivations similaires qui poussent certains rois à s'entourer de médecins. Jīvaka était le médecin officiel du roi Bimbisāra de Magadha (MV VIII, 1, 15). Certains auteurs considèrent Caraka lui-même comme le médecin officiel du roi bouddhiste Kaniṣka (78-110 ap. J.-C.) (39).

Notes

1 Finot L, *Les Questions de Milinda*, p. 117.
2 Citée dans L. Renou, *Anthologie sanskrite*, p. 200-201.
3 Filliozat J, « Le Kumāratantra de Rāvaṇa », p. 56.
4 Finot L, *Les Questions de Milinda*, p. 85-86.

5 Keown D, "Attitudes to Euthanasia in the Vinaya and Commentary", p. 6.
6 Traduction française d'après l'édition de E.B. Cowell et R.A. Neil, p. 408-409.
7 Wujastik D, *The Roots of Ayurveda* [...], p. 4.
8 Subba Reddy, "Glimpses into the Practice and Principles of Medicine in Buddhistic India in the 7th Century A.D. [...]", p. 158.
9 Vogel C, *Vāgbhata's Aṣṭāṅgahṛdayasaṃhitā*, p. 106.
10 Liétard GA, « Le Pèlerin bouddhiste chinois I-Tsing et la Médecine de l'Inde au VIIe siècle », p. 486.
11 Raison A, *La Hārītasaṃhitā*, p. 193.
12 Vogel C, *Vāgbhata's Aṣṭāṅgahṛdayasaṃhitā*, p. 144.
13 Basham AL, *The Wonder that was India* [...], p. 215.
14 PM V, 39, cité par H. Kern, *Manual of Indian Buddhism*, p. 84.
15 Kern H, *Manual of Indian Buddhism*, p. 84.
16 D. II, 127 ; Ud. V, 8 ; Mil. VI, 3, 23.
17 Cf. aussi J. n°246.
18 Osier JP, *Dhammapada*, p. 79.
19 Finot L, *Les Questions de Milinda*, p. 125-126.
20 Veith I et Minami A, "A Buddhist Prayer Against Sickness", p. 245.
21 Mitra J, *A Critical Appraisal of Āyurvedic Material in Buddhist Literature* [...], p. 351-352.
22 Veith I et Minami A, "A Buddhist Prayer Against Sickness", p. 241.
23 Bareau A, Schubring W, von Fürer-Haimendorf C, *Les Religions de l'Inde, tome III* [...], p. 75.
24 *Ibid.*, p. 76.
25 SBE vol. XVII, 240-241.
26 Mitra J, "Lord Buddha : A Great Physician", dans Udupa KN, Singh G, dir., *Religion and Medicine*, Varanasi, Institute of Medical Sciences, Benares Hindu University, 1974, p. 50-51, cité par T. Clifford, *Tibetan Buddhist Medicine and Psychiatry*, p. 39.
27 Hughes J et Keown D, "Buddhism and Medical Ethics : A Bibliographical Introduction", p. 1.
28 Basham AL, "The Practice of Medicine in Ancient and Medieval India", p. 24.
29 Filliozat J, « La Médecine sociale et charitable dans l'Inde ancienne », p. 90.
30 Bareau A, Schubring W, von Fürer-Haimendorf C, *Les Religions de l'Inde, tome III* [...], p. 225.
31 Filliozat J, « La Médecine indienne et l'Expansion bouddhique en Extrême-Orient », p. 303.
32 Subba Reddy, "Glimpses into the Practice and Principles of Medicine in Buddhistic India in the 7th Century A.D. [...]", p. 157.
33 SBE vol. XVII, 240-241.
34 Filliozat J, « La Médecine indienne et l'Expansion bouddhique en Extrême-Orient », p. 305.
35 Chattopadhyaya D, *Science and Society in Ancient India*, p. 336.
36 Florida R, "The Lotus Suutra and Health Care Ethics", p. 4.
37 Chavannes E, *Mémoire sur les religieux éminents* [...], p. xv-xvi.
38 Levy P, « Les Pèlerins chinois en Inde », p. 402.
39 Filliozat J, *La Doctrine classique de la médecine indienne* [...], p. 13 ; J. Jolly, *Indian Medicine*, p. 19.

Dimension sociale de la pratique médicale dans le bouddhisme

Si les raisons de l'intérêt pour la médecine manifesté par le bouddhisme couvrent un large éventail, ses conséquences n'en sont pas moins considérables en Inde, mais aussi dans tout l'Extrême-Orient.

Les réalisations médicales du bouddhisme dans l'Inde

La pratique médicale des communautés de moines bouddhistes

On l'a vu, la médecine a fini par occuper une place de premier plan dans la vie quotidienne des moines. Yi Jing, qui est un précieux témoin de cette vie monastique, rapporte certains usages qui le confirment. Chaque matin, selon lui, les disciples doivent avant toute chose s'enquérir de la santé de leurs maîtres. De même, les vieux moines souhaitent souvent la bonne santé aux plus jeunes : « *arogya* »[1] (c'est-à-dire : « soyez en bonne santé »). De plus, comme le souligne Liétard, la connaissance de la médecine contribue pour les moines à un surcroît de considération, au même titre que la connaissance de la magie et des exorcismes[2].

En conséquence, les moines accordent aux soins du corps et à l'hygiène en général la plus haute importance. Le canon pāli énonce de nombreuses règles relatives aux latrines (CV VIII, X, 18-19 ; V, XVIII, 49-50), au brossage des dents (CV V, XV, 40), aux bains (*Cullavagga, Mahāvagga*, etc.), à la coupe des ongles (CV V, XIII, 32) ou des cheveux (CV V, I, 4), etc. Aucune de ces règles n'est originale. Toutes se retrouvent dans la *Carakasaṃhitā* ou la *Suśrutasaṃhitā*. Yi Jing confirme de son côté leur application dans la pratique. Par exemple sur l'hygiène buccale : « Unclean spittle should not remain in the mouth. To remove taints or grease, lips should be washed with peaflour or mud made by mixing earth with water[3]. » Le pèlerin chinois atteste également la coutume de s'offrir mutuellement des bâtons pour les dents lors des fêtes. À propos des bains, Yi Jing affirme que le Bouddha lui-même a donné des instructions sur la manière de disposer une salle de bain et de préparer des bains médicinaux[4] (avec de l'huile ou des herbes, par exemple). Quant à la cuisine, on trouve des indications sur la façon de la faire, de la servir et de la manger. La propreté semble être le principal critère retenu chez Yi Jing : « Everything must be clean and pure if you prepare either food or drink for the spirits or for yourself[5]. »

La pratique de la médecine semble avoir été très efficace dans les monastères bouddhiques, au point que les laïques eux-mêmes seraient venus se faire soigner par des moines. Comme le signale Basham, « the early Theravāda school of Buddhism attempted to confine the monks to giving medical attention only to their own brethren, but this rule was not regularly observed and, with the Mahāyāna, medicine became one of the five secular sciences that the monks might study[6]. »

Il semble cependant que la réputation des monastères bouddhistes en matière de médecine n'ait pas attendu l'avènement du *Mahāyāna* pour attirer les laïques. Un passage du *Mahāvagga* en témoigne. D'après ce texte, cinq grandes maladies ravageaient le Magadha à l'époque du Bouddha : la lèpre (*kuṭṭha*), les furoncles (*gaṇḍa*), le vitiligo – dépigmentation par plaques de la peau (*kilāsa*) –, la consomption ou tuberculose (*śoṣa*) et l'épilepsie (*apamāra*) (MV I, 31, 88-89). Or le Bouddha a été amené à refuser l'entrée dans l'ordre aux personnes souffrant de ces cinq affections. Mais pour quelles raisons ? En réalité, ces malades venaient solliciter les soins de Jīvaka alors qu'il était déjà très occupé avec les moines. Il devait donc consacrer ses soins en priorité à ces derniers. Certains laïques ont alors décidé de se convertir pour en bénéficier eux aussi, et ont reçu les ordinations d'*upasampadā* et de *pabbajā*. Mais une fois guéris, ils sont ressortis de l'ordre, ce qui a provoqué la colère de Jīvaka. C'est dans le but d'éviter ces conversions de complaisance que le Bouddha aurait refusé l'ordination à ces gens : « Let no one, O *Bhikkus*, who is affected with the five diseases, receive the *pabbajā* ordination. He who confers the *pabbajā* ordination (on such a person) is guilty of a *dukkata* offence[7]. » (MV I, 39)

Ainsi, on remarque que l'attention du Bouddha pour la santé de ses moines est telle que le plus simple et le moins coûteux moyen pour un laïque de recevoir les meilleurs soins médicaux est d'entrer dans le *Saṃgha*. Cette situation contraste avec la situation pré-bouddhique. Par exemple, avant que les communautés de moines bouddhiques n'existent et se développent, Jīvaka a été obligé d'aller jusqu'à Taxila pour trouver un médecin de renom, Atreya, qui lui apprenne l'art de guérir. Plus tard, dès l'époque Maurya, il y aurait eu des médecins bouddhistes itinérants, dits « ascètes », « mendiants », « ermites », pour les opposer aux médecins traditionnels, des professionnels rémunérés[8].

C'est à Kenneth Zysk que l'on doit la plus limpide mise en évidence du rôle essentiel des communautés de moines bouddhistes dans la diffusion de l'Āyurveda, par le simple fait que de telles institutions ont existé : « Buddhism played a key role in the advancement of Indian medicine through its institutionalization of medicine in the Buddhist monastery[9]. »

Le rôle d'Aśoka

Le roi le plus célèbre de l'Inde ancienne, Aśoka (268-226 av. J.-C.), de la dynastie Maurya, fut un grand sympathisant du bouddhisme et prétendit aussi être le plus grand propagateur de la « Loi » (*dharma*). Le *Mahāvaṃsa* – la Grande Chronique de Ceylan – relate une légende relative à une vie antérieure d'Aśoka, dans laquelle le futur roi apparaît comme un pourvoyeur de remèdes au même titre que le Bouddha dans le *Lalitavistara*[10]. Dans cette légende, Aśoka est un marchand qui donne du miel à un blessé du nom de Pacekabouddha[11]. Le *Mahāvaṃsa* évoque également un incident du début du règne d'Aśoka, qui l'amena à faire des provisions de médicaments pour sa capitale. Tissa, un moine très malade à la suite d'une piqûre d'insecte au pied, envoie son frère Sumitta mendier pour lui le beurre clarifié qui lui servira de remède. Mais personne ne lui en donne et Tissa meurt. Entendant cette histoire, Aśoka décide de créer des stocks de médicaments pour les moines bouddhistes[12].

Il existe des sources épigraphiques directes, dans lesquelles Aśoka lui-même se vante d'avoir construit de nombreux hôpitaux (*arogya*). Voici le texte de son deuxième édit sur rocher : « Partout dans l'empire du roi ami des dieux au regard amical, et même aussi chez les limitrophes, comme les Cola, les Pāṇḍya, le Satyaputra, le Keralaputra, jusqu'à Trapobane, Antiochus le roi grec et les rois qui sont voisins de cet Antiochus, partout le roi ami des dieux au regard amical a institué les deux secours médicaux, secours pour les hommes, secours pour les bêtes. Les plantes médicinales utiles aux hommes et celles utiles aux bêtes, là où elles manquent, ont été partout envoyées et plantées. Racines et fruits, partout où ils manquent, ont été envoyés et plantés. Sur les routes, des puits ont été creusés et des arbres plantés à l'usage des hommes et des bêtes[13]. » Le septième édit sur pilier donne des détails supplémentaires : « [...] D'autre part sur les routes, j'ai fait planter des banians ; ils donneront de l'ombre aux hommes et aux bêtes ; j'ai fait planter des vergers et des manguiers ; et tous les demi-*kos* j'ai fait creuser des citernes et construire des endroits de repos ; j'ai fait installer un peu partout des puits pour qu'en profitent hommes et bêtes[14] [...]. »

Il n'est donc pas seulement question de l'établissement d'hôpitaux, mais aussi de dépôts de médicaments et de jardins botaniques où sont cultivés des herbes, des plantes, des racines et des fruits à propriétés médicinales. L'originalité réside dans le fait que ces plantes ont été importées et acclimatées dans des régions où elles n'existaient pas, ce qui dénote une politique de santé publique de grande envergure.

On peut se demander si ces réalisations d'Aśoka prouvent réellement « l'alliance du bouddhisme avec l'art de guérir[15] », autrement dit si Aśoka a agit sous l'influence du bouddhisme, ou bien si ce qu'il prétend avoir réalisé ne fait pas aussi partie de l'idéal royal hindou. Par exemple, selon Subba Reddy, planter des arbres, faire des réserves d'eau sous la forme de fontaines est considéré comme les devoirs d'un roi depuis l'époque brahmanique[16]. Quoi qu'il en soit, l'insistance de ce deuxième édit à parler d'hôpitaux pour les animaux comme pour les hommes répond clairement au principe bouddhiste de non-violence envers les animaux.

Hôpitaux et universités : le témoignage des pèlerins chinois

En revanche, il ne semble pas qu'Aśoka ait fondé d'université. Les *Jātaka* mentionnent deux grandes universités à l'époque du Bouddha où toutes les sciences, dont la médecine, étaient enseignées. Il s'agit de Kāśi (Bénarès) et Takṣaśilā (Taxila), où officiait Atreya, le maître de Jīvaka[17]. Il faudrait y ajouter l'université de Nālandā, l'un des plus grands centres intellectuels de l'Inde jusqu'à l'invasion musulmane au XIIe siècle, et dont nous parlent abondamment les pèlerins bouddhistes chinois.

Le pèlerin Fa Xian, qui voyagea en Inde de 399 à 414 sous la dynastie des Gupta (320-500 ap. J.-C.), donne la description d'un hôpital, en l'occurrence celui de Pāṭaliputra (Patna) : « The nobles and householders of this country have founded hospitals within the city to which the poor of all countries, the destitute, cripple and the diseased may repair. They receive every kind of requisite help gratuitiously. Physicians inspect their diseases, and according to their cases order them food and drink, medicines and decoctions, everything in fact that may contribute to their ease. When cured, they depart at their convenience[18]. » Cet établissement est donc un hôpital privé, fondé et financé par les donations pieuses de bienfaiteurs de haut rang, et non par un roi. Il s'agit en fait d'une institution de charité pour les pauvres. Fa Xian en décrit le fonctionnement avec force détails. Il semble qu'il s'agisse de la plus ancienne description d'un hôpital en Inde. Toutefois, comme le souligne Wujastyk, Caraka lui-même explique la façon dont une clinique idéale devrait être équipée[19]. Ce n'est évidemment pas à proprement parler une description d'hôpital, mais Caraka se fonde probablement sur des observations réelles.

Le pèlerin Xuan Zang voyagea en Inde de 629 à 645, sous le règne de Harṣa (606-647 ap. J.-C.). Voici ce qu'il écrit à propos de ce roi : « He was inclined towards Buddhism, forbade the slaughter of living animals, built stupas, and erected hospitals in all the highways throughout India and stationed physicians there, and provided food and drink and medicine[20]. » Lors de son voyage dans le nord-ouest de l'Inde, Xuan Zang relate y avoir vu de nombreux *punyasala* (« maisons des mérites ») où on accueillait les nécessiteux et les gens en détresse[21]. Enfin Xuan Zang a séjourné à Nālandā. Cette ville était à son époque le plus grand ensemble monastique bouddhiste de l'Inde. Il décrit l'architecture, mais aussi la discipline et les enseignements religieux et scientifique qui s'y tenaient, dont l'enseignement de la médecine. Le troisième pèlerin chinois important, Yi Jing, a lui-même séjourné à Nālandā de 675 à 685 et y a étudié la médecine.

L'archéologie confirme les descriptions de Xuan Zang à propos de Nālandā. Mais elle donne aussi de précieuses informations sur des sites plus secondaires. Par exemple, le site de Kumrahar, dans le Bihar, où il y eut un monastère bouddhiste au IVe siècle après J.-C. On peut y lire une inscription : « *Sri arogya vihare bhikshusamgasya* », c'est-à-dire « sanatorium de la communauté des moines bouddhistes »[22]. C'est la preuve archéologique que les monastères bouddhistes abritaient en leur sein des hôpitaux ou, du moins, des sanatoriums. Un fragment de poterie trouvé sur le site en question révèle une inscription dont ne subsiste qu'un mot : « *Dhanvantare* »[23]. Il peut s'agir du dieu de médecine Dhanvantari, celui qui se fit révéler l'Āyurveda par Indra et le révéla à son tour à Suśruta sous l'apparence du roi de Bénarès Divodāsa[24]. Il peut s'agir aussi bien d'un médecin de ce monastère, dont « Dhanvantari » serait le titre.

Le rôle des moines bouddhistes dans la diffusion de l'Āyurveda ne s'est pas limité à l'Inde. Le monastère bouddhique, en tant qu'institution, a fait office de véritable centre culturel. De ce fait, dans toutes les régions où le bouddhisme s'est propagé, la médecine a été cultivée au sein du *Saṃgha* au même titre que les autres connaissances scientifiques de l'époque, notamment à Ceylan.

Les réalisations médicales du bouddhisme hors de l'Inde

À Ceylan

Aśoka a eu un grand rôle dans la diffusion du bouddhisme hors de l'Inde, et avec celle-ci, dans la diffusion de la médecine indienne. À l'issue du troisième concile bouddhiste, qui se déroula à Pāṭaliputra pendant la dix-huitième année de son règne, il envoya divers représentants à l'étranger pour prêcher la parole du Bouddha. Mahinda, son frère ou son fils, fut envoyé à Ceylan. On connaît assez bien les relations d'Aśoka avec Ceylan par le *Mahāvaṃsa* (Grande Chronique de Ceylan), un texte qui fait régulièrement référence à la médecine. En retour d'un cadeau du roi de Ceylan Devānamapiyatissa à Aśoka, ce dernier lui fait envoyer des plantes médicinales : « Unguents brought by the Nagas, water from the Ganges and the from the Anottotha Lake, yellow and embelic myrobolans, precious-ambrosial healing herbs[25], etc. »

Le *Mahāvaṃsa* nous renseigne sur les réalisations d'un autre roi de Ceylan, Pandukabhaya. Celui-ci aurait fondé la ville d'Anuradapura, qu'il aurait dotée d'un monastère pour les moines bouddhistes itinérants, d'une résidence pour les brahmanes, d'un asile pour les pauvres et d'un sanatorium pour les convalescents[26]. Ici, même si le roi apparaît comme un sympathisant du bouddhisme, on note qu'il ne s'occupe pas uniquement du bien des moines, mais aussi des brahmanes.

Toujours d'après le *Mahāvaṃsa*, le roi de Ceylan Buddhadāsa (IVe siècle ap. J.-C.), bouddhiste lui aussi, aurait établi un *vejjasālā* (probablement un terme signifiant « hôpital ») et plusieurs asiles pour les aveugles et les estropiés. Il aurait entretenu de nombreux médecins. Lui-même est décrit comme médecin. D'après la chronique, il portait toujours sur lui des instruments chirurgicaux et il guérissait tous les malades qu'il rencontrait sans distinction de castes, ce qui est effectivement très bouddhiste. Le *Mahāvaṃsa* lui attribue en outre un traité de médecine[27].

L'histoire de Ceylan est riche en rois bouddhistes fondateurs d'hôpitaux et la liste continue jusqu'au Moyen Âge. Ainsi peut-on lire le même genre de récit à propos du roi Parākramabāhu II, au XIIIe siècle[28]. C'est également au Moyen Âge que des moines bouddhistes se mettent eux-même à rédiger des traités ayurvédiques. C'est le cas par exemple du *Bhesajjamañjūsā*, un ouvrage composé au XIIIe siècle en pāli et consacré aux médicaments, dans lequel l'influence de Vāgbhaṭa est constante. De nombreux autres ont suivi[29]. Aujourd'hui, le Sri Lanka, dernier lieu de développement du bouddhisme *Theravāda* après sa disparition du continent indien, reconnaît sous le terme Āyurveda aussi bien la médecine des Siddha de l'Inde du Sud et la médecine *yūnānī* (greco-arabe) que l'Āyurveda proprement dit.

Au Tibet

L'introduction de la médecine indienne au Tibet ne s'est pas faite par la pratique, à l'occasion de fondations de dispensaires par des rois, mais plus par la théorie, au travers des nombreuses traductions en tibétain de traités médicaux sanskrits et parfois, de leur inclusion dans le canon bouddhiste du Tibet. C'est pourquoi la médecine du Tibet est quasi-identique à l'Āyurveda tel qu'il est pratiqué en Inde. L'Āyurveda lui a fourni l'essentiel de ses bases théoriques classiques et une grande partie de sa pratique.

L'art de la médecine a été importé de l'Inde au Tibet en même temps que le bouddhisme à l'époque du roi Srong Bstan Sgam Po (VIIe siècle). Csoma de Körös signale une traduction très libre en tibétain de la *Suśrutasaṃhitā*, du VIIIe ou IXe siècle. Le contenu y est très proche de l'original, mais le nom de Dhanvantari, qui révéla l'Āyurveda à Suśruta (SS I, I, 1), y est systématiquement remplacé par le nom de Bouddha Sākyamuni[30]. Cette substitution rejoint la légende tibétaine de l'origine sacrée de la médecine. Dans l'hindouisme, la médecine est considérée comme un savoir révélé à l'origine à Prajāpati par l'« Être » (*svayambhū*)[31]. Les Tibétains acceptent cette version, sauf qu'ils y ajoutent que l'« Être » tenait son savoir d'une autre source, le Bouddha Kāśyapa[32]. On remarque clairement, chez les Tibétains, cette volonté de donner une allure bouddhiste à la médecine indienne. Plus d'un auteur s'y est laissé prendre en concluant hâtivement de l'existence de cette tradition propre aux bouddhistes l'existence d'une médecine bouddhique.

Il n'en reste pas moins remarquable que la médecine constitue au Tibet un élément du bouddhisme à part entière. Pas moins de vingt-deux traités d'Āyurveda sont inclus dans le *Tandjour*[33]. Parmi eux, se trouvent le *Yogaśataka* de Nāgārjuna et l'*Aṣṭāṅga-hṛdayasaṃhitā* de Vāgbhaṭa. Hors du canon tibétain, il ne faut pas négliger un autre traité très populaire, le *Rgyud-bži*, dont on a déjà parlé et dont l'enseignement est attribué au *Bhaiṣajyaguru*, le Bouddha de médecine. Le Tibet représente donc une masse impressionnante de traductions de textes ayurvédiques. Dans une moindre mesure, c'est également le cas de l'Asie Centrale où, à côté des textes bouddhiques, les fouilles ont révélé quelques textes de médecine.

Au Cambodge

Dans tous les royaumes indianisés d'Asie du Sud-Est, la médecine indienne s'est développée sous l'influence du bouddhisme *Mahāyāna*. Elle concurrence directement les pratiques médicales chinoises telles que l'acupuncture et on y retrouve la même situation qu'à Ceylan : des rois fondateurs d'hôpitaux, pourvoyeurs de remèdes et, de temps en temps, eux-mêmes médecins. Ainsi au Cambodge, une inscription du IXe siècle recueillie près d'Angkor compare, en sa stance 49, le roi Yaçovarman (889-910) à Suśruta grâce à un jeu de mots : « Avec la parole prononcée par Suśruta (sans le jeu de mot : "Avec la parole bien prononcée par le *Veda*") et qui a pour essence la vertu, médecin unique, il (le roi) a guéri ses sujets, même pour l'autre monde[34]. »

Mais ceci n'est rien comparé à la masse d'informations que nous possédons sur un roi cambodgien médiéval, Jayavarman VII (1181-1218). Dix-sept stèles de fondations d'hôpitaux remontant à son règne ont été découvertes sur différents sites du Cambodge. L'une d'elles, la stèle du temple de Ta Prohm où se trouvaient les services médicaux centraux, lui attribue la fondation de 102 hôpitaux. Deux seulement des 85 hôpitaux restants ont pu être localisés. Ces établissements se répartissent irrégulièrement dans tout le royaume. Celui de Say-Fông, fondé en 1186, porte une inscription qui le met sous le patronage du *Bhaiṣajyaguru*, le Bouddha de médecine.

Les inscriptions donnent des indications sur les tailles des différents hôpitaux, sur le nombre de personnes qui y sont employées, médecins, pharmaciens, comptables, cuisiniers, sur leur rémunération et sur les produits pharmaceutiques qui y sont utilisés. Trente-trois espèces différentes ont été répertoriées. Toutes les stèles commencent par l'inscription suivante : « Le mal du corps des hommes devenait pour Lui mal de l'âme, bien plus affligeant : car c'est la douleur de leurs sujets qui fait la douleur des rois, et non pas leur propre douleur[35]. » Cette phrase rejoint clairement la notion d'idéal royal recherché par tout souverain bouddhiste.

Au Japon

Au Japon, le bouddhisme fut introduit via la Chine en 552 après J.-C. et avec lui, la *pañca-vidyā* indienne, les cinq sciences, dont la médecine. Finalement, comme le soulignent Veith et Minami, cette médecine supplanta la médecine originelle japonaise[36], essentiellement magique.

Dès 592, le prince Shôtoku, protecteur du bouddhisme, fonde le temple de Shi-Tennô-ji, au sein duquel il installe aussi un collège, un asile et un dispensaire[37]. À Horiûji, autre temple fondé par Shôtoku à Nara, un groupe de bronze daté de l'an 607 représente le *Bhaiṣajyaguru*[38] (*Yakushi* en japonais). En 681, à l'occasion d'une maladie de l'impératrice, l'empereur Temmei fonde le Yakushiji, Temple du *Bhaiṣajyaguru*[39]. En 701, l'empereur Mommu proclame le *ishitsu-ryô*, la loi médicale. Il semble qu'à son époque, le peuple préfère largement les moines médecins aux médecins laïques. Mais c'est surtout au cours de l'ère de Nara (710-794) que la médecine se développe. En 743, l'empereur Shômu fonde un hôpital à Nara même[40]. En revanche, l'ère de Heian (794-1185) s'accompagne d'une séparation du bouddhisme et de la médecine. Le pouvoir de guérison est alors annexé par quelques familles[41].

Nature de la médecine diffusée hors de l'Inde par le bouddhisme

Il n'y a aucun doute possible sur la nature de la médecine diffusée hors de l'Inde par le bouddhisme. Il s'agit de l'Āyurveda classique, et non d'une « médecine bouddhique » originale. Voici ce que Filliozat affirme à ce propos : « Ce n'était point la médecine autochtone que le bouddhisme installait dans les institutions charitables de ce genre ; c'était celle qu'il apportait, à travers la Chine, sans doute de l'Inde même[42]. »

Plusieurs indices en témoignent. On a vu que les traductions tibétaines se contentaient de remplacer les noms hindous par des noms bouddhistes, mais conservaient l'essentiel des enseignements ayurvédiques. Par exemple, la liste des produits comestibles mentionnés dans les textes tibétains ne correspond pas à la flore tibétaine, mais à celle de l'Inde. Il ne s'agit donc que d'un recopiage.

Plus intéressante encore est l'étude comparée des versions sanskrite et tibétaine de l'*Aṣṭāṅgahṛdayasaṃhitā* de Vāgbhaṭa. Ainsi la version tibétaine reprend-elle avec embarras la mention de l'existence de six saisons, propres à l'Inde, en escamotant les différences trop voyantes avec le Tibet (Ahs I, III, 1). Ailleurs, la version tibétaine reprend mot à mot les données géographiques de l'Inde pour la localisation de certaines espèces (Ahs I, V, 11). Or, comme le souligne Vogel, même si les lamas tibétains connaissaient sans aucun doute la géographie de l'Inde, ces informations ne pouvaient leur être d'aucune utilité chez eux. Il aurait été plus logique de laisser tomber ce passage ou au moins de l'adapter aux conditions tibétaines[43].

La situation est identique au Cambodge. Parmi les trente-trois produits pharmaceutiques cités sur les stèles de fondation d'hôpitaux, aucun ne sert à lutter contre la lèpre, pourtant connue au temps de Jayavarman VII. C'est un autre signe de l'inadaptation de la pharmacopée au pays, donc une preuve de son emprunt à un autre pays, en l'occurrence l'Inde[44]. De la même manière, l'hôpital de Nara au Japon semble avoir emprunté sa pharmacopée à l'Inde[45].

Comme le dit Filliozat, « l'existence d'hôpitaux et de dispensaires créés et entretenus aux frais du roi d'une manière analogue (à l'Inde) dans des pays d'influence indienne comme Ceylan, le Japon et le Cambodge permet de penser que ces divers pays ont trouvé dans l'Inde le modèle commun de leurs établissements charitables[46] ». Or en Inde, même si ce sont surtout les bouddhistes qui ont développé les oeuvres médicales charitables, les vishnouïtes n'en ont pas pour autant été en reste, comme le fait remarquer Filliozat[47]. Mais il est clair que ce n'est que par l'intermédiaire de la diffusion du bouddhisme que la diffusion de ce modèle a été possible.

Notes

1 Subba Reddy, "Glimpses into the Practice and Principles of Medicine in Buddhistic India in the 7th Century A.D. [...]", p. 158.
2 Liétard GA, « Le Pèlerin bouddhiste chinois I-Tsing et la Médecine de l'Inde au VIIe siècle », p. 480.
3 Subba Reddy, "Glimpses into the Practice and Principles of Medicine in Buddhistic India [...]", p. 158.
4 *Ibid.*, p. 158. On remarque en effet certaines prescriptions à ce sujet dans le *Cullavagga* (cf. J. Mitra, *A Critical Appraisal of Āyurvedic Medicine in Buddhist Literature* [...], p. 119-122).
5 *Ibid.*, p. 158.
6 Basham AL, "The Practice of Medicine in Ancient and Medieval India", p. 24.
7 SBE vol. XIII, 191-194.
8 Basham AL, "The Practice of Medicine in Ancient and Medieval India", p. 24.
9 Zysk KG, *Asceticism and Healing in Ancient India : Medicine in the Buddhist Monastery*, p. 118.
10 Cf. Lv XII, 57-60.
11 Subba Reddy, *Glimpses of Health and Medicine in Mauryan Empire*, p. 78-79.
12 *Ibid.*, p. 79-80.
13 Bloch J, *Les Inscriptions d'Asoka*, p. 93-95.
14 *Ibid.*, p. 170.
15 Liétard GA, « Le Pèlerin bouddhiste chinois I-Tsing et la Médecine de l'Inde au VIIe siècle », p. 477.
16 Subba Reddy, *Glimpses of Health and Medicine in Mauryan Empire*, p. 85.
17 Haldar JR, *Medical Science in Pali Literature*, p. 27.
18 Krishnamurthy KH, *A Source Book of Indian Medicine : An Anthology*, p. 527.
19 Wujastyk D, *The Roots of Ayurveda* [...], p. 2.
20 Krishnamurthy KH, *A Source Book of Indian Medicine : An Anthology*, p. 527.
21 Levy P, « Les Pèlerins chinois en Inde », p. 412.
22 Rao VV et Subba Reddy, *Museum Guide*, p. 33.
23 *Ibid.*, p. 33.
24 Filliozat J, *La Doctrine classique de la médecine indienne* [...], p. 2.
25 Subba Reddy, *Glimpses of Health and Medicine in Mauryan Empire*, p. 80-81.
26 *Ibid.*, p. 81.

27 Basham AL, « The Practice of Medicine in Ancient and Medieval India », p. 35.
28 Filliozat J, « La Médecine sociale et charitable dans l'Inde ancienne », p. 91.
29 Liyanaratne J, *Buddhism and Traditional Medicine in Sri Lanka*, p. 6-10.
30 Liétard GA, « Suçruta », p. 644.
31 Filliozat J, *La Doctrine classique de la médecine indienne* [...], p. 2.
32 Clifford T, *Tibetan Buddhist Medicine and Psychiatry*, p. 47.
33 Dash B, Tibetan Medicine [...], p. 9-13.
34 Liétard GA, « Suçruta », p. 644.
35 Jacques C, « Les Édits des hôpitaux de Jayavarman VII », p. 17.
36 Veith I et Minami A, "A Buddhist Prayer Against Sickness", p. 243.
37 Filliozat J, « La Médecine indienne et l'Expansion bouddhique en Extrême-Orient » p. 305.
38 Pelliot P, « Le Bhaiṣajyaguru », p. 36.
39 *Ibid.*, p. 36.
40 Filliozat J, « La Médecine sociale et charitable dans l'Inde ancienne », p. 91.
41 Veith I et Minami A, "A Buddhist Prayer Against Sickness", p. 244.
42 Filliozat J, « La Médecine indienne et l'Expansion bouddhique en Extrême-Orient », p. 306.
43 Vogel C, *Vāgbhata's Aṣṭāṅgahṛdayasaṃhitā*, p. 206.
44 Jacques C, « Les Édits des hôpitaux de Jayavarman VII », p. 17.
45 Filliozat J, « La Médecine sociale et charitable dans l'Inde ancienne », p. 91.
46 *Ibid.*, p. 91.
47 *Ibid.*, p. 91.

Conclusion

Tous les auteurs qui ont abordé le sujet s'accordent à reconnaître que les premiers bouddhistes avaient une connaissance étendue de la médecine telle qu'elle était pratiquée à leur époque, ainsi qu'en témoignent les nombreuses références à l'art médical relevées dans la littérature bouddhique. Les textes bouddhiques évoquent en effet des théories ayurvédiques fondamentales (par exemple les *tri-doṣa*), savent distinguer un grand nombre de maladies et en connaissent souvent les traitements tels qu'ils sont enseignés par les textes médicaux sanskrits.

En revanche, les passages de textes opérant des comparaisons entre le bouddhisme et la médecine ont fait l'objet d'interprétations différentes. Ainsi, la comparaison entre les « quatre vérités » du bouddhisme et les quatre vérités supposées de la médecine, de même que l'assimilation de la personne du Bouddha à un médecin dans certains textes, ont amené certains auteurs à parler d'une inféodation du bouddhisme à l'Āyurveda. Le bouddhisme se résumerait à une « doctrine médicale ». Ce point de vue n'est pas fondé. La plupart du temps, ces comparaisons ne servent que d'explications métaphoriques de points de doctrine bouddhique. Tout au plus témoignent-elles de la bonne connaissance de la médecine de leur temps par leurs auteurs, comme l'écrit Lallanji Gopal : « Even if we ignore the theory of the Buddha being influenced by medical terminology in presenting his principal teachings and the fact that Buddhism in its very beginning was associated with a physician of the eminence of Jīvaka, we have to take note of the fact that the Buddhist monks often had a good knowledge of medicine and hygiene[1]. »

Quant à l'opinion inverse selon laquelle le bouddhisme aurait influencé les théories et les pratiques de l'Āyurveda, elle n'est pas plus crédible. S'il est vrai que le but commun du bouddhisme et de la médecine est de supprimer la douleur, les fondements éthiques du bouddhisme en tant que religion (interdits alimentaires, doctrine de la non-violence, nouvelle doctrine du *karman*) l'opposent totalement à la pratique même de la médecine[2]. On a vu à quelles concessions doctrinales essentielles les textes bouddhiques ont été contraints pour la justifier. Un raisonnement logique aboutirait à la conclusion que des conceptions si nouvelles par rapport à l'hindouisme entraînerait automatiquement le développement d'une médecine tout aussi nouvelle. Il n'en a rien été, ou de manière très marginale. En ce qui concerne la médecine, les textes bouddhiques passent leur temps à jongler entre leurs spéculations philosophiques et les nécessités factuelles, traitées de front par une tradition médicale fondée sur des spéculations différentes.

Ces textes témoignent de connaissances médicales certaines, mais on ne saurait en conclure au développement d'une doctrine médicale propre au bouddhisme et qui aurait influencé l'Āyurveda. La notion même de « médecine bouddhique » est un non-sens, tout au mieux une facilité de langage, qu'on est par ailleurs parfaitement en droit d'accepter comme telle. Cependant, il est vrai que ceux qui l'emploient sont plutôt des spécialistes du Tibet, comme T. Clifford, qui constatent avant tout la place importante des traités médicaux dans le canon tibétain. D'où le sentiment que la médecine n'est qu'un élément du bouddhisme au Tibet. Or, comme le souligne C. Massin, ces traités médicaux ne sont inclus dans le *Tandjour* qu'en raison de la qualité de science sacrée de la médecine, au même titre que la religion, la logique, la grammaire et l'astrologie[3]. D'autre part, la médecine du Tibet n'a rien de très original, puisqu'elle se confond en grande partie avec l'Āyurveda classique.

Il est donc vain d'essayer d'établir des rapports de parenté ou d'inféodation entre le bouddhisme et la médecine. Leurs influences réciproques s'expliquent plutôt par leurs intérêts réciproques. Les communautés de moines bouddhistes trouvaient dans la pratique de la médecine non seulement un moyen d'entretien du corps, « instrument de la vie pieuse » (*Milindapañha*), mais aussi un puissant instrument de prosélytisme. Basham résume fort bien ce fait : « Like the Christian missionary of later times the Buddhist monk often served as a doctor among the lay folk from whom he begged his food ; moreover he was encouraged to care for his own health and that of his fellow-monks, and his creed tended towards rationalism and a distrust of the medical magic of earlier times[4]. »

Cette dernière remarque de Basham amène la constatation suivante : si le bouddhisme s'est servi de la médecine indienne, il l'a servie à son tour, dans la mesure où l'Āyurveda s'est développé grâce aux fondations d'hôpitaux par les moines bouddhistes et qu'il s'est propagé à la faveur de l'expansion bouddhique. C'est en effet l'Āyurveda classique qui s'est répandu hors de l'Inde et non une prétendue « médecine bouddhique » originale. Comme le remarque fort justement Filliozat, « la médecine de l'Inde en se répandant à l'étranger n'a pas été sans rien acquérir, en tout cas, son expansion a marché de pair avec celle du bouddhisme, bien qu'elle ne soit point elle-même bouddhique[5]. »

Notes

1 Mitra J, *History of Indian Medicine from Pre-Mauryan to Kuṣāṇa Period*, Foreword, p. xi-xii.
2 À ce titre, il n'est d'ailleurs pas inutile de souligner à quel point est trompeuse l'idée de réduire la distinction entre l'éthique bouddhique et l'éthique hindoue au seul rejet du système des castes. C'est pourtant une opinion assez répandue, selon laquelle le Bouddha, vu alors comme un précurseur de Marx, n'aurait été animé que par des considérations sociales.
3 Massin C, *La Médecine tibétaine*, p. 63.
4 Basham AL, *The Wonder that was India* [...], p. 501.
5 Filliozat J, « La Médecine indienne et l'Expansion bouddhique en Extrême-Orient », p. 307.

Bibliographie commentée

Sources

Cette liste de sources a été divisée en trois thèmes. Les sources indiennes non bouddhiques regroupent les textes canoniques de la religion indienne ancienne (védisme, brahmanisme, hindouisme). Dans le cadre d'une étude des rapports entre le bouddhisme et la médecine traditionnelle de l'Inde, leur intérêt est évidemment secondaire. Leur énumération, non exhaustive, se contente donc de quelques traductions, parmi les plus connues.

Les sources bouddhiques représentent en revanche un point central. Elles n'ont pas été classées de manière alphabétique, mais selon leur place dans ou hors du canon, conformément à la classification adoptée par Jean Filliozat dans le *Manuel des études indiennes*. Tous les ouvrages bouddhiques présentant un intérêt – même lointain – pour le sujet ont été cités, et en particulier les ouvrages traitant de médecine. En outre, pour chacun d'eux sont mentionnées de manière systématique une édition du texte original, une ou deux traductions anglaises et, quand elle existe, la traduction française.

Enfin, les textes médicaux anciens (la plupart en sanskrit) occupent la troisième partie de cette liste de sources. Là encore, il a semblé préférable de ne pas les classer par ordre alphabétique. Pour les plus importants d'entre eux, au moins une édition et une traduction sont citées. Pour les textes secondaires, seules les traductions les plus courantes ont été mentionnées.

Sources indiennes non bouddhiques

Pargiter FE (1904), *The Mārkaṇḍeya Pūraṇa Translated with Notes*, trad., Asiatic Society of Bengal, Calcutta

Renou L (1961), *Anthologie sanskrite. Textes de l'Inde ancienne traduits du sanskrit*, Payot, Paris

L'Anthologie sanskrite de Louis Renou compile des textes sanskrits anciens de manière chronologique – les *Veda*, les *Upaniṣad*, les épopées, les *Purāṇa*, les *Tantra* – et thématique – philosophie, yoga, grammaire, poétique, politique, sciences. À ce titre, elle contient quelques traductions en français de textes relatifs à l'éthique médicale.

Sénart É (1967), *La Bhagavad-Gītā, traduite du sanskrit avec une introduction*, éd., trad., Les Belles Lettres, Paris

La *Bhagavad-Gītā* développe de nombreux éléments de doctrine brahmanique et permet donc de dresser une comparaison entre le brahmanisme et le bouddhisme, par exemple sur leurs conceptions respectives relatives au *karman* et à la rétribution des actes. Émile Sénart présente dans cette édition le texte original en transcription latine et sa traduction française en regard.

Varenne J *et al.* (1967), *Le Veda, premier livre sacré de l'Inde*, trad., 2 volumes, Gérard & Co, Verviers

Comme dans le cas de l'anthologie de Renou ci-dessus, il ne s'agit ici que d'une compilation de textes traduits en français. Mais cette fois, deux volumes sont consacrés au seul Veda. Cette anthologie permet ainsi un accès facile à de nombreux extraits de l'*Atharvaveda*, sans qu'il soit nécessaire de recourir à la traduction anglaise de Whitney et Lanman.

Whitney WD, Lanman CR (1905), *Atharva-Veda saṃhitā translated with a critical and exegetical commentary by W.D. Whitney, revised and brought nearer to completion and edited by C.R. Lanman*, trad., 2 volumes, Harvard University, Cambridge (Mass.) (= Harvard Oriental Series 7, 8)

Cette traduction est incontournable afin de lire dans les meilleures conditions l'intégralité de l'*Atharvaveda*. Ce livre revêt une importance capitale dans l'étude de la médecine indienne, puisqu'il contient les premiers éléments de l'Āyurveda. Grâce à lui, il est donc possible de vérifier les influences respectives de la tradition védique et du bouddhisme sur les grands traités de la médecine indienne classique.

Sources bouddhiques

Littérature du canon pāli

* *Vinayapiṭaka*

Oldenberg H (1879-1883), *The Vinaya Piṭakam : One of the Principal Buddhist Holy Scriptures in the Pāli Language*, éd., 5 volumes, Williams and Norgate, Londres Réimpression (1969-1984), Luzac & Co, Londres (PTS Text Series, vol. 147, 148, 160, 161, 162)

Rhys Davids TW, Oldenberg H (1882), *Vinaya Texts, Part II, Mahāvagga*, éd., trad., Clarendon Press, Oxford (= Sacred Books of the East, vol. 17)

Horner IB (1938-1952), *The Book of the Discipline (Vinaya-Piṭaka)*, trad., 6 volumes, Pali Text Society, Londres. Réimpression (1949-1966), Luzac & Co, Londres (= Sacred Books of the Buddhists, vol. 10, 11, 13, 14, 20, 25)

Le *Mahāvagga*, l'un des textes du canon pāli les plus riches dans le domaine de la médecine, occupe le volume 4 de cette traduction anglaise du *Vinayapiṭaka* (= SBB 14, 1962). Quant au *Cullavagga*, il est traduit dans le volume 5 (= SBB 20, 1963). Le *Suttavibhaṅga* occupe les trois premiers volumes.

* *Suttapiṭaka – Dīghanikāya*

Rhys Davids TW, Carpenter JE (1890-1911), *The Dīgha Nikāya*, éd., 3 volumes, Pali Text Society, Londres, vol. 1 et 2, 3e édition, Luzac & Co, Londres, 1949, volume 3, 2e édition, Geoffrey Cumberlege, Oxford University Press Londres, 1947

Rhys Davids TW, Rhys Davids CAF (1899-1921), *Dialogues of the Buddha*, trad., 3 volumes, Henry Frowde, Oxford University Press, Londres. Réimpression (1951-1957), Luzac & Co, Londres (= Sacred Books of the Buddhists, vol. 2, 3, 4)

Bloch J, Filliozat J, Renou L (1949), *Canon bouddhique pāli (Tipiṭaka). Texte et traduction. Suttapiṭaka, Dīghanikāya*, éd., trad., tome 1, fascicule 1, Adrien Maisonneuve, Paris

Le *Dīghanikāya* développe peu d'informations sur la médecine. Il aborde cependant quelques points de pédiatrie et de chirurgie. De plus, il connaît les « huit branches » de la médecine. Il est une source importante pour l'étude des fondements doctrinaux de l'éthique bouddhique. Il s'agit là d'une des rares parties du canon pāli traduites en français.

* *Suttapiṭaka – Majjhimanikāya*

Trenckner V, Chalmers R (1888-1902), *The Majjhima Nikāya*, éd., 3 volumes, Pali Text Society, Londres. Réimpression (1948-1951), Geoffrey Cumberlege, Oxford University Press, Londres

Chalmers R (1926-1927), *Further Dialogues of the Buddha (Majjhima Nikāya)*, trad., 3 volumes, Pali Text Society, Londres (= Sacred Books of the Buddhists, vol. 5, 6)

Horner IB, *The Collection of the Middle Length Sayings (Majjhima-nikāya)*, trad., 3 volumes, Pali Text Society, Londres. Réimpression (1954-1959), Luzac & Co, Londres (= PTS Translation Series 29, 30, 31)

Le *Majjhimanikāya* contient quelques informations relatives à la chirurgie et à l'anatomie. Il est également utile pour l'étude de l'éthique bouddhique. C'est dans ce texte que l'on trouve la « parabole du radeau », d'ailleurs étudiée par I.B. Horner dans son ouvrage, *The Basic Position of Śīla* (cf. « Travaux »).

* *Suttapiṭaka – Saṃyuttanikāya*

Feer L (1884-1904), *The Saṃyutta-Nikāya of the Sutta-Piṭaka*, éd., 5 volumes, Pali Text Society, Londres. Réimpression (1960), Luzac & Co, Londres

Rhys Davids CAF, Thera SS, Woodward FL (1917-1930), *The Book of the Kindred Sayings (Saṃyutta-nikāya) or Grouped Suttas*, éd., trad., Pali Text Society, Londres. Réimpression (1950-1956), Londres (= PTS Translation Series 7, 10, 13, 14, 16)

Comme le livre précédent, le *Saṃyuttanikāya* apporte des éléments d'information sur la médecine (anatomie et embryologie surtout) et sur l'éthique. Il contient un passage important sur les différentes figures saintes du bouddhisme (Bouddha, *Arhat, Bodhisattva*).

* *Suttapiṭaka – Aṅguttaranikāya*

Morris R, Hardy E (1885-1900), *The Aṅguttara Nikāya*, éd., 5 volumes, Pali Text Society, Londres. Réimpression (1955-1961), Luzac & Co, Londres

Woodward FL, Hare EM (1932-1936), *The Book of the Gradual Sayings (Aṅguttara-nikāya) or More-Numbered Suttas*, trad., 5 volumes, Pali Text Society, Londres. Réimpression (1951-1955), Luzac & Co, Londres (= PTS Translation Series 22, 24, 25, 26, 27)

À part quelques informations relatives au rôle du *karman* dans les maladies, cette partie du canon pāli est d'importance secondaire pour l'étude de la médecine aussi bien que de l'éthique bouddhique.

* *Suttapiṭaka – Khuddakanikāya*

Dhammapada

Thera SS (1914), *The Dhammapada*, éd., Pali Text Society, Londres

Rhys Davids CAF (1931), *The Minor Anthologies of the Pāli Canon, Part I, Dhammapada... and Khuddakapātha*, trad., Pali Text Society, Londres (= Sacred Books of the Buddhists, volume 7, PTS Translation Series, volume 23)

Osier JP (1997), *Dhammapada, les stances de la loi*, trad., GF-Flammarion, Paris

Le *Dhammapada* est une source très importante pour l'étude de l'éthique bouddhique. Elle n'aborde que peu de points de doctrine et se contente plutôt d'énoncer une liste de préceptes moraux. Là encore, il s'agit d'un des rares extraits du canon pāli à avoir été traduit en français. Mais c'est une traduction relativement récente et facilement accessible.

Udāna

Steinthal P, *Udāna*, éd., réimpression (1948), Geoffrey Cumberlege, Oxford University Press, Londres

Woodward FL (1948), *The Minor Anthologies of the Pāli Canon, Part II, Udāna : Verses of Uplift and Itivuttaka : as it was said*, trad., Oxford University Press, Londres (= Sacred Books of the Buddhists, volume 8)

Suttanipāta

Fausböll VM (1885), *The Sutta-nipāta*, éd., Pali Text Society, Londres. Réimpression (1948), Geoffrey Cumberlege, Oxford University Press, Londres

Chalmers R (1932), *Buddha's Teachings, Being the Sutta-Nipāta or Discourse-Collection. Edited in the Original Pali Text, with an English Version facing it*, éd., trad., Harvard University Press, Cambridge (= Harvard Oriental Series, volume 37)

Il y a bien peu d'informations sur la médecine dans le *Suttanipāta*, mais ce texte, qui regorge de paraboles, aborde un grand nombre de sujets doctrinaux délicats, indispensables dans le cadre d'une étude de l'éthique bouddhique.

Jātaka

Fausböll VM, Andersen D (1877-1897), *The Jātaka, Together with its Commentary being Tales of the Anterior Births of Gotama Buddha*, éd., 6 volumes, Pali Text Society, Londres

Cowell EB *et al.* (1895-1907), *The Jātaka, or Stories of the Buddha's Former Births. Translated from the Pāli by Various Hands*, trad., 7 volumes, Cambridge University Press, Cambridge. Réimpression (1957), 6 tomes en 3 volumes, Luzac & Co, Pali Text Society, Londres

Traduction anglaise monumentale des *Jātaka* ou « vies antérieures du Bouddha », cet ouvrage propose un index thématique très utile pour une recherche facile d'informations médicales (embryologie, chirurgie, médicaments, métier de médecin – ce livre cite même nommément un certain nombre de médecins célèbres de l'époque du Bouddha). Mais là n'est pas la seule richesse des *Jātaka.* Il s'agit d'une source inépuisable sur la morale bouddhique, puisque chacune des vies antérieures du Bouddha est à considérer comme un exemple à suivre.

Foucher A (1955), *Les Vies antérieures du Bouddha d'après les textes et les monuments de l'Inde, choix de contes*, trad., Presses Universitaires de France, Paris

La plupart des traductions de ce livre sont tirées en partie des *Jātaka*, mais aussi du *Divyāvadāna*, du *tripiṭaka* chinois, du *Mahāvastu* et du canon tibétain. Autrement dit, la traduction des *Jātaka* proposée ici est loin d'être complète. C'est pourquoi il est préférable de se référer plutôt à la traduction anglaise de la très respectable *Pali Text Society* qui, elle, est intégrale.

Niddesa

La Vallée Poussin (de) L, Thomas EJ (1916-1917), *Niddesa I, Mahāniddesa*, éd., 2 volumes, Pali Text Society, Oxford University Press, Londres. Réimpression (1978), Routledge & Kegan Paul, Henley, Boston (= PTS Text Series, volumes 76-77)

* *Abhidhammapiṭaka*

Rhys Davids CAF (1904), *The Vibhaṅga Being the Second Book of the Abhidhamma Piṭaka*, éd., Pali Text Society, Londres

Littérature pāli extracanonique

* *Milindapañha* (bouddhisme *Theravāda*)

Trenckner V (1880), *The Milindapañho : Being Dialogues Between King Milinda and the Buddhist Sage Nāgasena*, éd., Williams and Norgate, Londres

Horner IB (1963-1964), *King Milinda's Questions*, trad., 2 volumes, Pali Text Society, Luzac & Co, Londres (= Sacred Books of the Buddhists, volumes 22-23)

Rhys Davids TW (1890-1894), *The Questions of King Milinda*, trad., 2 volumes, Clarendon Press, Oxford (= Sacred Books of the East, volumes 35-36)

Traduction anglaise complète des « Questions de Milinda ». Cette source est importante pour l'étude des relations entre le bouddhisme et la médecine indienne ancienne et, surtout, pour l'étude des tensions qui caractérisent les relations de la morale bouddhique avec la pratique de l'Āyurveda. De plus, c'est le seul ouvrage bouddhiste à aborder frontalement toutes les contradictions internes qui peuvent exister au sein du bouddhisme. Une particularité qui le rend pratiquement indispensable pour l'étude de n'importe quel sujet de doctrine bouddhique.

Finot L (1923), *Les Questions de Milinda. Milindapañha, traduit du pali avec introduction et notes*, trad., Éditions Bossard, Paris (= Les Classiques de l'Orient, volume 3, n° 278)

Seule traduction française des « Questions de Milinda » disponible, ce livre n'en propose malheureusement qu'une traduction partielle (livres I à III – les seuls livres considérés comme « authentiques » par le traducteur).

* *Visuddhimagga* de Buddhaghosa

Rhys Davids CAF (1920-1921), *The Visuddhi-magga of Buddhaghosa*, éd., 2 volumes, Pali Text Society, Londres

Pe Maung Tin (1922-1931), *The Path of Purity, Being a Translation of Buddhaghosa's Visuddhimagga*, trad., 3 volumes, Pali Text Society, Londres. Réimpression (1971) Luzac & Co, Londres (= PTS Translation Series, volumes 11, 17, 21)

Le *Visuddhimagga* de Buddhaghosa est l'ouvrage bouddhiste le plus précis et le plus complet sur l'anatomie, ce qui en fait d'ailleurs l'un des livres les plus avancés sur ce sujet de tout le monde antique.

Littérature canonique et extracanonique en sanskrit

* *Prāṭimokṣa*

Prebish CS (1996), *Buddhist Monastic Discipline : The Sanskrit Prāṭimokṣa Sūtras of the Mahāsāṃghikas and Mūlasarvāstivādins*, trad., 1re édition indienne, Motilal Banarsidass, Delhi

Le *Prāṭimokṣa* est un texte fondamental de la littérature bouddhique, qui traite de la discipline monastique. Il a été incorporé à de nombreux canons sanskrits (Prebish donne la traduction de deux versions sanskrites en face-à-face), mais il est surtout l'équivalent sanskrit du *Pāṭimokkha* en pāli qui, d'après le *Manuel des études indiennes*, passe pour le « noyau primitif du texte du *Vinaya* ». La tradition de ce texte remonterait donc peut-être à l'époque du Bouddha lui-même. Ainsi est-il possible de se faire une idée de la littérature du bouddhisme primitif et d'y distinguer des divergences par rapport à des textes plus tardifs. Néanmoins, le *Prāṭimokṣa* reste assez pauvre en informations sur la médecine. Ce sont surtout les informations éthiques sur la discipline monastique dont discute Prebish dans sa première partie introductive qui nous intéressent.

* *Lalitavistara* (canon *Mahāyāna*)

Vaidya PL (1958), *Lalita-Vistara*, éd., The Mithila Institute of Post-Graduate Studies and Research in Sanskrit Learning, Darbhanga (= Buddhist Sanskrit Texts n° 1)

Foucaux PE (1884-1892), *Le Lalita Vistara – développement des jeux – contenant l'histoire du Bouddha Çakya-Mouni depuis sa naissance jusqu'à sa prédication, traduit du sanskrit en français*, trad., 2 volumes, Ernest Leroux, Paris (= Annales du musée Guimet, tomes 6 et 19)

Traduction française complète de l'original sanskrit. Le *Lalitavistara* contient de nombreuses allusions à l'art médical : allusions à la théorie des *doṣa*, aux pouvoirs thaumaturgiques du Bouddha ou à ceux de sa mère.

* *Saddharmapuṇḍarīkasūtra* (canon *Mahāyāna*)

Vaidya PL (1960), *Saddharmapuṇḍarīkasūtra*, éd., Mithila Institute of Post-Graduate Studies and Research in Sanskrit Learning, Darbhanga (= Buddhist Sanskrit Texts n° 6)

Kern H (1884), *The Saddharma-puṇḍarika or the Lotus of the True Law*, trad., Clarendon Press, Oxford (= Sacred Books of the East, volume 21)

Burnouf E (1852), *Le Lotus de la bonne loi, traduit du sanscrit, accompagné d'un commentaire et de vingt et un mémoires relatifs au Buddhisme*, trad., Imprimerie nationale, Paris

Le *Lotus de la bonne loi* est une excellente source pour l'éthique médicale et pour la médecine en général, surtout ses chapitres V (« Les plantes médicinales ») et XVI. En outre, de nombreux autres chapitres abondent en références au *Bhaiṣajyaguru* ou « Bouddha de médecine ». Quant à cette traduction du texte, elle propose en annexe « vingt et un mémoires relatifs au Buddhisme ». Celui qui concerne la notion de *dhātu* aurait pu avoir un certain intérêt si les informations qu'il apportait n'étaient pas aujourd'hui totalement dépassées.

* *Sūtrālamkāra* (canon *Mahāyāna*)

Levi S (1907-1911), *Asanga : Mahāyāna-sūtrālamkāra. Exposé de la doctrine du Grand Véhicule selon le système yogācāra édité et traduit d'après un manuscrit rapporté du Népal*, éd., trad., 2 volumes, Honoré Champion, Paris (= Bibliothèque de l'École des Hautes Études n° 159 et 190)

Ce livre contient quelques allusions au rôle du médecin par rapport au système des castes.

* *Divyāvadāna* (canon des *Mūlasarvāstivādin*)

Vaidya PL (1959), *Divyāvadāna*, éd., Mithila Institute of Post-Graduate Studies and Research in Sanskrit Learning, Darbhanga (= Buddhist Sanskrit Texts n° 20)

Cowell EB, Neil RA (1886), *The Divyāvadāna, a Collection of Early Buddhist Legends, Sanskrit Text in Transcription, Edited from the Nepalese Manuscripts in Cambridge and Paris, with Comparison of Other Manuscripts, with Variant Readings, Appendices, Notes to the Text and an Index of Words and Proper Names*, éd., Cambridge. Réimpression (1970), Oriental Press, Amsterdam

Il ne s'agit pas d'une traduction anglaise mais d'une simple transcription du sanskrit en caractères latins. Si aucune traduction française n'est disponible, le *Divyāvadāna* n'en reste pas moins une source importante pour l'étude de la théorie du *karman* selon le bouddhisme. Il contient également d'importantes informations sur l'éthique médicale.

* *Buddhacarita* d'Aśvaghosa

Cowell EB (1893), *The Buddha-Karita of Aśvaghosha*, éd., Clarendon Press, Oxford (= Anecdota Oxoniensia, Aryan Series, volumes 1-7)

Cowell EB (1894), *The Buddha-Karita of Aśvaghosha Translated from the Sanskrit*, trad., Clarendon Press, Oxford (= Sacred Books of the East, volume 49)

* *Mahākarmavibhaṅga*

Levi S (1932), *Mahā-karmavibhaṅga (la grande classification des actes) et Karmavibhaṅgopadeśa (discussion sur le Mahā karmavibhaṅga)*, éd., Ernest Leroux, Paris

Comme son titre l'indique le *Mahākarmavibhaṅga* traite de la rétribution des actes, c'est-à-dire de la théorie du *karman*.

Autres sources non canoniques

* Edits d'Aśoka

Bloch J (1950), *Les Inscriptions d'Aśoka, traduites et commentées*, éd., trad., Belles Lettres, Paris (= collection Emile Sénart n° 8)

Traduction de référence des inscriptions d'Aśoka en français. En tant que rare source archéologique de première main, les édits sur les créations d'hôpitaux sont particulièrement intéressants pour l'étude concrète de la pratique médicale à l'époque du célèbre roi.

* *Mahāvaṃsa*

Geiger W (1908), *The Mahāvaṃsa, or the Great Chronicle of Ceylon*, éd., Pali Text Society, Londres

Turnour G (1837), *The Mahawanso in Roman Characters, with the Translation Subjoined and an Introductory Essay on Pali Buddhistical Literature*, trad., 2 volumes, Cotta Church Mission Press, Ceylon

La Grande Chronique de Ceylan intéresse essentiellement les relations de l'île avec le reste du monde, dont l'Inde. C'est donc l'une des rares sources à permettre d'appréhender une dynamique historique. Ainsi procure-t-elle des informations sur l'expansion du bouddhisme, mais aussi sur les relations commerciales et particulièrement sur les échanges de connaissances et de plantes médicinales.

* Sources chinoises et pèlerins bouddhistes chinois

Beal S (1884), *Si-Yu-Ki. Buddhist Records of the Western World. Translated from the Chinese of Hiuen Tsiang (A.D. 629)*, trad., 2 volumes, Trübner & Co, Londres

Traduction anglaise complète du *Da Tang Xiyuji* de Xuan Zang, l'un des trois plus importants pèlerins chinois en Inde. Dans la mesure où les informations que ce pèlerin apporte sur la médecine indienne sont relativement peu nombreuses et assez regroupées, il est plus simple de se référer à la traduction française de Stanislas Julien ou à celle, moins complète mais plus pertinente sur ce sujet, de Catherine Meuwese.

Chavannes E (1894), *Mémoire composé à l'époque de la grande dynastie T'ang sur les religieux éminents qui allèrent chercher la Loi dans les pays d'Occident. Au temps des T'ang, Yi-Tsing, maître de la Loi des trois recueils, a écrit ceci pour obéir à un décret impérial*, trad., Ernest Leroux, Paris

Julien S (1857-1858), *Mémoires sur les contrées occidentales, traduits du sanscrit en chinois en l'an 648, par Hiouen-tsang, avec un mémoire analytique sur la carte, cinq index et une carte japonaise de l'Asie centrale et de l'Inde ancienne*, trad., 2 volumes, Paris

Traduction complète, en français cette fois, du *Da Tang Xiyuji* de Xuan Zang.

Legge J (1886), *A Record of Buddhistic Kingdoms : Being an Account by the Chinese Monk Fâ-Hien of his Travels in India and Ceylon (A.D. 399-414) in Search of the Buddhist Books of Discipline*, éd., Oxford. Réimpression (1965) Paragon and Dover, New York

Meuwese C (1968), *L'Inde du Bouddha vue par des pèlerins chinois sous la dynastie Tang (VIIe siècle)*, trad., Calman-Levy, Paris

Le titre de cet ouvrage est trompeur, puisqu'il ne s'agit pas d'une étude générale sur les pèlerins du VIIe siècle, mais d'une simple traduction de l'œuvre du seul Xuan Zang (1re partie : « Les contrées occidentales vues par Xuan Zang, pèlerin de la grande dynastie des Tang »). La deuxième partie, très sommaire, se contente de présenter brièvement les autres pèlerins du VIIe siècle, parmi lesquels on trouve Yi Jing.

Takakusu J (1896), *A Record of the Buddhist Religion as Practised in India and the Malay Archipelago (A.D. 671-695) by I-Tsing*, éd., Clarendon Press, Oxford

Veith I, Minami A (1966), "A Buddhist Prayer Against Sickness", dans *History of Religions*, 5, p. 239-249

Les traducteurs se livrent ici à l'étude d'une courte prière chinoise, qui s'avère être elle-même une traduction par le pèlerin Yi Jing d'un original sanskrit. L'intérêt de ce texte est que la prière en question fait plus appel à la magie qu'à la médecine. De plus, même si cette source n'est pas fondamentale, l'étude qui en est proposée développe une réflexion pertinente.

Compilation de Textes

Silburn L *et al.* (1977), *Le Bouddhisme, textes traduits et présentés*, Fayard, Paris

Cette compilation thématique de textes bouddhiques ne présente d'autre intérêt que de rendre accessible à un large public la traduction française des plus importants passages du canon pāli, ce qui évite de se référer trop souvent aux traductions anglaises. Réédité sous le titre : Silburn L *et al.*, *Aux sources du bouddhisme, textes traduits et présentés*, 2e édition, Fayard, Paris, 1997.

Textes médicaux

Principaux traités médicaux sanskrits

* *Carakasaṃhitā*

Pandeya G (1969-1970), *The Caraka Saṃhitā of Agniveśa, Revised by Caraka and Dṛḍhabala, with the Āyurveda-dīpikā Commentary of Cakrapāṇidatta and with vidyotinī hindī Commentary*, éd., 2 volumes, Chowkhamba Sanskrit Series Office, Varanasi (= The Kashi Sanskrit Series, volume 194)

Il s'agit de la seule édition complète du texte facile d'accès, contrairement à l'édition la plus citée, celle de Jādavji Trikamji Acārya, constamment réimprimée en Inde (4e édition en 1981 chez Munshiram Manoharlal). Quant à l'édition de Jibananda Vidyasagara, elle est désormais vieillie (Calcutta, Saraswati Press, 1877).

Sharma PV (1981-1994), *Caraka-Saṃhitā. Agniveśa's Treatise Refined and Annotated by Caraka and Redacted by Dṛḍhabala. Text with English Translation*, éd., trad., 4 volumes, Chaukhambha Orientalia, Varanasi (= Jaikrishnadas Ayurveda Series, volume 36)

Texte original et traduction anglaise intégrale de la *Carakasaṃhitā*, pourvue d'un index détaillé. Il ne s'agit pas de la traduction la plus citée de ce texte, non pas par manque de qualité – c'est au contraire l'une des plus abouties – mais simplement parce qu'elle est la plus récente.

Sharma RK, Dash B (1977-1988), *Agniveśa's Caraka Saṃhitā (Text with English Translation & Critical Exposition Based on Cakrapāni Datta's Āyurveda dīpikā)*, éd., trad., 3 volumes, Chowkhamba Sanskrit Series Office, Varanasi (= The Chowkhamba Sanskrit Studies, volume 94)

Cet ouvrage, comme le précédent, est une édition de la *Carakasaṃhitā* avec traduction anglaise. Mais elle demeure à ce jour inachevée. Il y manque la moitié du livre VI et la totalité des livres VII et VIII. C'est pourquoi il a paru préférable d'utiliser la version de Priyavrat Sharma, moins citée, mais achevée en 1994.

Papin J (2006), *Caraka Saṃhitā, traité fondamental de la médecine ayurvédique. 1. Les Principes*, trad., Almora, Paris

Première grande entreprise de traduction intégrale du texte en français. Le premier volume contient la traduction des cinq premiers livres. Le livre VI fera l'objet d'un deuxième volume, tandis que les livres VII et VIII seront regroupés dans le troisième et dernier volume, à paraître.

* *Suśrutasaṃhitā*

Shastri KA (1974-1976), *Suśrutasaṃhitā of Maharṣi-Suśruta, Edited with Āyurveda-tatva-sandīpikā, Hindi Commentary, Notes etc.*, éd., 2 volumes, 4e édition, Chaukhambha Sanskrit Sansthan, Varanasi (= Kashi Sanskrit Series, volume 156).

Edition récente et complète. La version de Jādavji Trikamji Acārya a connu sa 5e édition en 1992 chez Chaukhambha Orientalia. Celle de Jibananda Vidyasagara est quant à elle vieillie (Calcutta, Dweipayana Press, 1873).

Bhishagratna KK (1963), *An English Translation of the Sushruta Saṃhita Based on Original Sanskrit Text, with a Full and Comprehensive Introduction, Additional Texts, Different Readings, Notes, Comparative Views, Index, Glossary and Plates*, trad., 3 volumes, Chowkhamba Sanskrit Series Office, Varanasi (= The Chowkhamba Sanskrit Studies, volume 30)

Traduction simple de la *Suśrutasaṃhitā*, en langue anglaise, complète, mais pourvue d'un index peu élaboré et chargé d'erreurs typographiques, ce qui en rend la manipulation relativement malaisée dès qu'il s'agit de chercher une maladie ou une plante précise. En outre, le traducteur n'adopte pas le découpage « standard » du texte, tel qu'il apparaît par exemple dans l'édition de K.A. Shastri. Certains auteurs (par exemple Filliozat) se réfèrent pour cette raison à d'autres traductions.

* *Hārītasaṃhitā*

Shastri R (1985), *Harita Saṃhita (Text with Asha Hindi Commentary)*, éd., Prachya Prakashan, Varanasi (= Dhanavantari Granthamala, volume 2)

Edition relativement récente, mais peu élaborée, de la *Hārītasaṃhitā*.

Raison A (1974), *La Hārītasaṃhitā, texte médical sanskrit, avec un index de nomenclature ayurvédique*, trad., Institut français d'indologie, Pondichéry (= Publications de l'Institut français d'indologie n° 52)

Cette traduction française de la *Hārītasaṃhitā* est incomplète. Seuls les 23 chapitres du livre premier sont traités. Inconvénient mineur, puisque c'est surtout au début de ce livre et au début du livre II qu'Hārīta développe les problèmes éthiques liés à la médecine. Pour la traduction du livre II, Il faut se reporter à la publication de Filliozat ci-après.

Filliozat J (1934), « Un chapitre de la Hārītasaṃhitā sur la rétribution des actes », dans *Journal asiatique*, 224, p. 125-139

Filliozat traduit le chapitre premier du livre II de la *Hārītasaṃhitā*, où Hārīta affirme le lien de causalité entre le mauvais *karman* et les maladies.

* *Aṣṭāṅgasaṅgraha* et *Aṣṭāṅgahṛdayasaṃhitā* de Vāgbhaṭa

Anuvadaka KAG (1951), *Vāgbhaṭa : Aṣṭāṅgasaṅgraha, hindī bhāsānuvādasahita (Sūtra-Sārīra-Nidānasthānātmaka prathama bhāga)*, éd., Satyabhamabai Pandurang, Bombay

Même si elle est plus facile d'accès que celle de Kimjavadekara, cette édition de l'*Aṣṭāṅgasaṅgraha* de Vāgbhaṭa est malheureusement incomplète, puisqu'elle ne couvre que trois des six parties de l'ouvrage.

Kimjavadekara R, *Aṣṭāṅga saṅgraha, with Indu's Sasilekhā Commentary, Notes, Diagrams, and Appendices*, éd., 3 volumes. Réimpression (1990), Sri Satguru Publications, Delhi

Cette édition de l'*Aṣṭāṅgasaṅgraha* remonte à 1938-1940. Elle concerne l'intégralité du texte.

Murthy KRS (1991-1995), *Vāgbhaṭa's Aṣṭāṅga Hṛdayam : Text, English Translation, Notes, Appendix, and Indices*, éd., trad., 3 volumes, Krishnadas Academy, Varanasi

On trouve dans cet ouvrage l'édition avec traduction anglaise complète la plus récente de l'*Aṣṭāṅgahṛdayasaṃhitā*. La dernière édition révisée de la version d'Annā Moresvara Kumte, réimprimée en 1995, remontait déjà à 1925.

Upadhyaya Y (1975), *Aṣṭāṅga Hṛdaya of Vāgbhaṭa, Edited with the Vidyotinī Hindī Commentary*, éd., Chaukhambha Sanskrit Sansthan, Varanasi (= The Kashi Sanskrit Series, volume 150)

Par rapport à l'ouvrage de Vogel ci-après, cette édition présente l'avantage de couvrir l'intégralité du texte de Vāgbhaṭa, et elle est plus récente que celle de Kumte. Mais elle ne propose pas de traduction.

Vogel C (1965), *Vāgbhaṭa's Aṣṭāṅgahṛdayasaṃhitā, the First Five Chapters of its Tibetan Version, Edited and Rendered into English along with the Original Sanskrit*, éd., trad., Kommissionsverlag Franz Steiner GmbH, Wiesbaden (= Abhandlungen für die Kunde des Morgenlandes herausgegeben von der deutschen morgenländischen Gesellschaft volume 37-2)

Claus Vogel propose ici une édition du texte sanskrit et sa traduction anglaise en parallèle avec une édition de la version tibétaine et sa traduction anglaise. L'étude comparée permet de remarquer instantanément l'enrobage bouddhiste de la version tibétaine. Mais la traduction ne concerne malheureusement que le premier livre de l'*Aṣṭāṅgahṛdayasaṃhitā*.

Autres traités médicaux

Filliozat J (1935), « Le Kumāratantra de Rāvaṇa », dans *Journal asiatique*, 226, p. 1-66.

Filliozat procède ici à la traduction française de ce texte de pédiatrie (en soulignant que la pédiatrie, la gynécologie, l'obstétrique et la puériculture sont considérés comme un tout en Āyurveda). Le *Kumāratantra* (littéralement : « le *tantra* de l'enfant ») nous intéresse du fait de son caractère bouddhique mais aussi parce qu'il contient un passage sur l'acharnement thérapeutique, l'un des points importants de l'éthique dans la pratique médicale.

Filliozat J (1954), « Un chapitre du Rgyud-bzhi sur les bases de la santé et des maladies », dans *Asiatica*, Festschrift Friedrich Weller, Otto Harrassowitz, Leipzig p. 93-102

Filliozat J (1979), *Yogaśataka, texte médical attribué à Nāgārjuna. Textes sanskrit et tibétain, traduction française, notes, indices*, éd., trad., Institut français d'indologie, Pondichéry (= Publications de l'Institut français d'indologie n° 62)

Traduction française complète du *Yogaśataka* de Nāgārjuna, et édition comparée des deux versions – sanskrite et tibétaine – du texte. L'ouvrage propose en outre une longue introduction, dans laquelle est discuté le problème de l'identité de ce Nāgārjuna avec le grand docteur du bouddhisme que nous connaissons par ailleurs. Pour prendre parti, Filliozat se fonde sur les divergences et les convergences conceptuelles et philosophiques que l'on peut trouver entre le *Yogaśataka* et l'œuvre du chef de file de l'école *Mādhyamika*.

Hoernle AFR (1912), *The Bower Manuscript : Fac-simile Leaves, Nagari Transcript, Romanised Transliteration and English Translation with Notes*, éd., trad., Archaeological Survey of India, Calcutta (= New Imperial Series, volume 22)

Meulenbeld GJ (1974), *The Mādhavanidāna and its Chief Commentary, Chapters 1-10, Introduction, Translation and Notes*, trad., E.J. Brill, Leiden

Le *Mādhavanidāna* n'est pas une source d'un intérêt particulier pour l'étude des rapports entre le bouddhisme et la médecine traditionnelle de l'Inde, mais Meulenbeld enrichit sa traduction de plusieurs appendices très utiles. L'appendice 2 consiste en un petit dictionnaire biographique de tous les auteurs de traités médicaux sanskrits cités dans le *Mādhavanidāna*. Ces notices ont l'avantage d'être plus récentes que celles que l'on trouve dans l'ouvrage de Mukhopādhyāya (cf. « Travaux »). L'appendice 3 est un index de termes techniques, tandis que l'appendice 4 propose un tableau comparé des noms de plantes sanskrits et de leurs équivalents en botanique moderne.

Murthy KRS (1984), *Śārṅgadhar-Saṃhitā (a Treatise on Āyurveda) by Śārṅgadhara, Translated into English*, éd., trad., Chaukhambha Orientalia, Varanasi (= Jaikrishnadas Ayurveda Series, volume 58)

Traité médical sanskrit d'importance secondaire, hormis les passages sur la relation entre *karman* et maladies, qui relativisent le caractère spécifique de cette idée dans les textes bouddhiques.

Mishra B (1983), *Chakradatta of Srī Chakrapāṇidatta, with the Bhavarthasandipini Hindi Commentary and Notes, Introduction, Indices, Appendices etc.*, éd., Chowkhamba Sanskrit Series Office, Varanasi (= Haridas Sanskrit Series, volume 107)

Le *Cikitsāsaṅgraha* (ou *Cakradatta*) de Cakrapāṇidatta est un texte plus tardif (XIe siècle après J.-C.). Il renferme en son chapitre 54 l'intégralité du *Kumāratantra* de Rāvaṇa, ce qui implique une certaine origine bouddhique.

Sharma PV (1994), *Cakradatta (Text with English Translation), a Treatise on Principles and Practices of Āyurvedic Medicine*, éd., trad., Chaukhambha Orientalia, Varanasi (= Kashi Ayurveda Series, volume 17)

Sharma présente ici la traduction anglaise du *Cakradatta*, mais la partie qui nous intéresse le plus, le *Kumāratantra* de Rāvaṇa, a déjà été traduite en français par Jean Filliozat (cf. *supra*).

Compilations de textes et sources secondaires

Filliozat J (1948), *Fragments de textes koutchéens de médecine et de magie. Textes, parallèles sanskrits et tibétains, traduction et glossaire*, éd., trad., Adrien Maisonneuve, Paris

Le parallèle entre les textes sanskrits et tibétains permet de constater l'influence du bouddhisme dans la traduction tibétaine.

Krishnamurthy KH (1991), *A Source Book of Indian Medicine : An Anthology*, B.R. Publishing Corporation, Delhi

Ouvrage utile pour une recherche rapide, soit simplement thématique, grâce au plan adopté, soit plus précise, grâce à son index. De plus, l'auteur ne se contente pas d'utiliser seulement Caraka et Suśruta : d'autres traités médicaux sanskrits sont cités, mais aussi les *Yogasūtra* de Patañjali et même les édits d'Aśoka, qui intéressent de plus près le bouddhisme. Mais le désir louable d'aborder tous les thèmes dans un volume limité réduit la portée de ce livre. Il est préférable en effet, dans la plupart des cas, de se référer aux éditions intégrales des sources qu'il cite.

Rao VVR, Subba Reddy DV (1971), *Institute of History of Medicine : Hyderabad, Museum Guide, Part II (Indian Medicine)*, Central Council for Research in Indian Medicine & Homoeopathy, New Delhi

L'ouvrage propose un rapide panorama chronologique de la médecine indienne, de la préhistoire à l'époque moderne. La période bouddhique n'est donc pas oubliée : les traités (Nāgārjuna), mais aussi les édits d'Aśoka et les sources archéologiques. Des reproductions représentent le chirurgien Jīvaka au cours de quelques-unes de ses interventions.

Singhal GD, Sharma Gaur D (1963), *Surgical Ethics in Āyurveda*, Chowkhamba Sanskrit Series Office, Varanasi (= The Chowkhamba Sanskrit Studies volume LX)

Cet ouvrage se contente de compiler – en texte original et traduction anglaise – les références à l'éthique chirurgicale dans les textes médicaux sanskrit. Il peut donc être utile pour une recherche thématique rapide, mais il est dépourvu d'index. De plus, il n'atteint pas l'exhaustivité, ne se référant le plus souvent qu'aux auteurs les plus importants : Caraka, Suśruta et Vāgbhaṭa.

Wujastyk D (1998), *The Roots of Āyurveda, Selections from Sanskrit Medical Writings*, Penguin Books India, New Delhi

Il s'agit de la plus récente compilation de textes médicaux sanskrits. Le but de l'auteur est de donner une présentation panoramique de l'Āyurveda classique à travers le dépouillement de six traités majeurs. De plus, l'introduction cerne toute une série de problématiques nouvelles, en particulier celle des rapports entre la médecine indienne classique et le bouddhisme.

Travaux

Cette bibliographie comporte six thèmes différents répartis en six listes alphabétiques. La première est une liste de dictionnaires d'ordre général. La deuxième contient les ouvrages de civilisation indienne indispensables pour replacer les rapports de bouddhisme et de l'Āyurveda dans un contexte historique précis. Certains d'entre eux approfondissent le sujet du bouddhisme et de la médecine en général. La troisième liste est consacrée au bouddhisme. Il s'agit d'ouvrages généraux qui n'ont d'autre but que de présenter le plus largement l'histoire et la doctrine du Bouddha. Les chapitres sur la discipline monastique sont à souligner. La quatrième liste, quant à elle, concerne plus spécifiquement les ouvrages traitant de l'éthique dans le bouddhisme. C'est une littérature abondante, mais de valeur très inégale. Seuls les volumes les plus importants ont été retenus. La cinquième liste regroupe les articles et ouvrages sur la médecine traditionnelle de l'Inde dans sa globalité. Enfin, le sixième thème concerne les articles et ouvrages spécifiquement consacrés à la « médecine bouddhique ».

Dictionnaires

Bagchi AK (1978), *Sanskrit and Modern Medical Vocabulary. A Comparative Study*, Rddhi-India, Calcutta

Dictionnaire qui présente sous forme de tableaux les mots et noms sanskrits (substances, concepts médicaux, vocabulaire courant), leurs équivalents grecs ou latins, et leurs éventuels dérivés dans le vocabulaire scientifique moderne.

Nyanatiloka (1961), *Vocabulaire bouddhique de termes et doctrines du canon pāli*, Editions Adyar, Paris

Ce dictionnaire traite essentiellement les termes de doctrine utilisés dans le canon pāli. Il n'a donc que peu d'intêret pour la médecine, mais il est indispensable pour tout ce qui concerne l'éthique bouddhique : les concepts de *kamma*, de *nibbāṇa*, etc.

Monier-Williams M (1899), *A Sanskrit-English Dictionary, Etymologically and Philologically Arranged, with Special Reference to Cognate Indo-European Languages*. Réimpression (1974), Motilal Banarsidass, Delhi

Le dictionnaire sanskrit-anglais de Monier-Williams, bien que très ancien – sa première édition remonte à 1899 –, reste toujours d'actualité. Il est en effet beaucoup plus complet et précis que le dictionnaire sanskrit-français de Stchoupak, Nitti et Renou. De plus, sa numérisation et sa mise en ligne multiple sur Internet sous forme de base de données l'a transformé aussi en dictionnaire anglais-sanskrit.

Stchoupak N, Nitti L, Renou L (1959), *Dictionnaire sanskrit-français*, Adrien-Maisonneuve, Paris

Ce dictionnaire reste la référence pour les lecteurs de langue française, malgré son ancienneté. Son avantage est évidemment de présenter les termes sanskrits dans leur transcription en caractères latins.

Civilisation indienne

Basham AL (1967), *The Wonder that was India. A Survey of the History and Culture of the Indian Sub-Continent Before the Coming of the Muslims*, 3e édition, Fontana Books, Calcutta / Allahabad / Bombay / Delhi

Une référence dans l'étude de l'histoire et de la culture indienne, qui aborde même la question primordiale des influences réciproques de la médecine indienne classique et du bouddhisme.

Dasgupta S (1961-1966), *A History of Indian Philosophy*, 5 volumes, University Press, Cambridge

Là encore, il s'agit d'un ouvrage de référence. Dasgupta n'oublie pas de traiter l'Āyurveda, et en particulier son origine. Selon lui, l'origine de l'Āyurveda ne se trouve pas seulement dans l'*Atharvaveda*.

Filliozat J (1970), *Les Philosophies de l'Inde*, P.U.F., collection « Que sais-je ? » n° 932, Paris

Panorama rapide et cependant complet des différentes phases et des principaux thèmes de la pensée indienne ancienne. Son caractère descriptif ne l'empêche pas de formuler également quelques réflexions. L'une d'elles est particulièrement importante : la « compatibilité parfaite dans la philosophie indienne entre la spéculation métaphysique et la science pratique. »

Renou L (1950), *La Civilisation de l'Inde ancienne d'après les textes sanskrits*, Flammarion, Paris

Ce classique de Louis Renou, bien que considéré lui aussi comme une référence, est désormais dépassé. Il aborde néanmoins certains points d'histoire culturelle et d'histoire sociale, et contient quelques informations intéressantes sur l'alimentation.

Renou L (1966), *Les Littératures de l'Inde*, 2e édition, P.U.F., collection « Que sais-je ? » n° 503, Paris

Ce « Que sais-je ? » permet de se familiariser avec les sources écrites indiennes. Les littératures bouddhiques sont abordées dans leur ensemble, pas uniquement le canon pāli.

Renou L, Filliozat J *et al.*, *L'Inde classique. Manuel des études indiennes*, 2 volumes, Payot, Paris (1947). École française d'Extrême-Orient, Hanoï (1953). Réimpression (1985), Adrien Maisonneuve, Paris

Il s'agit de l'ouvrage de base, lecture préalable à toute étude sur l'Inde ancienne. L'histoire politique, les langues, les religions, les philosophies, les sciences et les littératures y sont traitées, de même que leurs sources respectives. La médecine et le bouddhisme tiennent une place non négligeable. Il en résulte que ce livre se montre souvent plus détaillé et plus pertinent sur certains points précis qu'un grand nombre d'ouvrages spécifiquement consacrés à la médecine indienne ou au bouddhisme. La connaissance approfondie de l'Āyurveda par Filliozat n'y est évidemment pas étrangère.

Bouddhisme : généralités

Arvon H (1969), *Le Bouddhisme*, 6e édition, P.U.F., collection « Que sais-je ? » n° 468, Paris

Ce « Que sais-je ? » se contente de présenter un aperçu global sur le bouddhisme, du Bouddha à l'époque contemporaine. Il révèle rapidement ses limites dans le cadre d'une étude plus précise.

Bareau A, Schübring W, von Fürer-Haimendorf C (1966), *Les Religions de l'Inde, tome III, bouddhisme, jaïnisme, religions archaïques*, Payot, Paris, p. 17-215

Ouvrage général. La partie sur le bouddhisme, rédigée par André Bareau, apporte tout de même des informations intéressantes. Bareau ne se contente pas de décrire de manière théorique et abstraite les différentes écoles bouddhiques mais, au contraire, aborde en détail la vie concrète des communautés de moines – en particulier, les valeurs et principes moraux qui conditionnent leur pratique de la médecine.

Burnouf E (1876), *Introduction à l'histoire du bouddhisme indien*, 2e édition, Maisonneuve et Cie, Paris

Ouvrage classique sur l'histoire du bouddhisme, un peu ancien tout de même.

Conze E (1971), *Le Bouddhisme dans son essence et son développement*, Payot, Paris

Encore un ouvrage de référence influent. Les informations qu'il contient importent moins que les idées qu'il exprime, surtout cette vision du bouddhisme comme « médecine de l'âme ».

Filliozat J (1959), « Aśoka et l'Expansion bouddhique », dans *Présence du bouddhisme*, France-Asie, 16, p. 369-373

L'intérêt de cet article réside dans sa récapitulation chronologique des différentes phases de l'action missionnaire du bouddhisme sous l'égide d'Aśoka. Il propose aussi une discussion sur la nature des rapports d'Aśoka avec le bouddhisme.

Foucher A (1949), *La Vie du Bouddha d'après les textes et les monuments de l'Inde*, Payot (Bibliothèque historique), Paris

Foucher s'attarde sur un épisode intéressant et controversé, celui du dernier repas du Bouddha.

Guillon E (1997), *Les Philosophies bouddhistes*, 2e édition, P.U.F., collection « Que sais-je ? » n° 3003, Paris

Cette synthèse relativement récente permet de bien distinguer les différentes écoles bouddhistes et leurs idées respectives, mais surtout de distinguer ces dernières de l'enseignement du Bouddha lui-même, tel qu'il apparaît dans le canon pāli.

Hofinger M (1962), « L'Action missionnaire du bouddhisme ancien : fondement doctrinal, formes et méthodes de la prédication », dans *Studia Missionalia*, 12, p. 11-34

Jan Yun-hua (1970), « Nāgārjuna, one or more ? A New Interpretation of Buddhist Hagiography », dans *History of Religions*, 10/2, p. 139-153

Un article indispensable pour toute étude utilisant Nāgārjuna comme source. Il s'agit d'un état de la question détaillé sur le problème de l'unicité ou de la multiplicité de l'auteur connu sous le nom de Nāgārjuna. Le Nāgārjuna que nous savons être le grand docteur du bouddhisme est-il le même que celui auquel on attribue la paternité du *Yogaśataka* et du dernier livre de la *Suśrutasaṃhitā* ?

Kern H (1898), *Manual of Indian Buddhism*, Trübner, Strasbourg (= Encyclopedia of Indo-Aryan Research, volume III, part 8)

Kern récapitule ici les grandes lignes de l'histoire et de la civilisation du bouddhisme ancien. Mais cet ouvrage est à présent très vieilli, et n'apporte aucune information supplémentaire par rapport aux études similaires plus récentes.

Kern H (1901-1903), *Histoire du bouddhisme dans l'Inde*, traduction du néerlandais par Gédéon Huet, 2 volumes, Leroux, Paris (= Annales du musée Guimet, tomes 10 et 11)

On peut faire ici la même remarque que pour l'ouvrage précédent. Toutefois, ce livre s'en distingue, puisqu'il est le premier (selon Filliozat) dans lequel est formulée l'idée d'un emprunt par le bouddhisme de ses principales doctrines à la médecine indienne ancienne.

Lamotte E, *Histoire du bouddhisme indien. Des origines à l'ère Saka*. Réimpression (1958), Publications universitaires de l'Institut orientaliste, Louvain (= Bibliothèque du Muséon volume 43)

De même que le livre de Burnouf (cf. *supra*), celui-ci est un classique, toujours pertinent pour l'arrière-plan événementiel qu'il procure.

Levi S (1909), « Les Saintes Écritures du bouddhisme. Comment s'est constitué le Canon sacré », dans *Conférences faites au Musée Guimet*, Ernest Leroux, Paris (= Annales du musée Guimet, tome 31)

Article indispensable pour qui souhaite se retrouver facilement dans les nombreuses subdivisions du canon pāli.

Levy P (1959), « Les Pèlerins chinois en Inde », dans *Présence du bouddhisme*, France-Asie, 16/153-157, p. 375-492

Dans cet article, l'auteur récapitule la liste des différents moines bouddhistes chinois ayant décidé de visiter les principaux sanctuaires du bouddhisme en Inde. Il développe bien entendu l'itinéraire des trois principaux, Fa Xian, Xuan Zang et Yi Jing. Mais surtout, il évoque l'idée selon laquelle les rois Tang auraient envoyé des pèlerins en Inde pour en rapporter, outre des textes religieux, des traités médicaux.

Nakamura H (1987), *Indian Buddhism : A Survey with Bibliographical Notes*, 1re édition indienne, Motilal Banarsidass, Delhi. Réimpression (1989), Delhi

Un livre bien trop rapide par rapport à d'autres ouvrages généraux sur le bouddhisme. Il contient toutefois en chacune de ses pages de copieuses notes bibliographiques abondamment commentées. Mais son utilisation reste peu commode. Une bibliographie thématique rejetée en fin de volume aurait été plus facilement maniable.

Oldenberg H (1903), *Le Bouddha. Sa vie, sa doctrine, sa communauté*, traduit de l'allemand par Alfred Foucher, 2e édition française, Félix Alcan, Paris

Il s'agit d'un des très nombreux ouvrages sur le Bouddha qui adoptent ce plan tripartite (vie, doctrine, communauté du Bouddha). C'est aussi l'un des plus anciens. C'est pourquoi sa consultation n'apporte aucune information que l'on ne saurait trouver dans un travail plus récent.

Prebish CS (1993), *Historical Dictionary of Buddhism*, Londres (= Historical Dictionaries of Religions, Philosophies and Movements, n° 1)

Ce dictionnaire procure des notices relativement détaillées sur des figures importantes du bouddhisme : le *Bhaiṣajyaguru*, les pèlerins chinois ou encore Bu-Ston, le compilateur du *Kandjour* tibétain. En outre, il propose une bibliographie thématique honnête, notamment sur l'éthique bouddhique en général.

Bouddhisme : éthique

Anesaki M (1908-1926), « Ethics and Morality (Buddhist) », dans Hastings J, dir., *Encyclopaedia of Religion and Ethics*, 12 volumes, Edinburgh. Réimpression (1964), T. & T. Clark, Edinburgh, volume 5, p. 447-455

Quasiment muet sur la théorie du *karman*, cet article multiplie les parallèles entre la morale bouddhique et la morale chrétienne ou encore entre le bouddhisme et la pensée de Schopenhauer. Ces comparaisons, même si elles revêtent un intérêt certain, ne rattrapent malheureusement pas l'extrême schématisation du propos.

Bastow D (1969), « Buddhist Ethics », dans *Religious Studies*, 5, p. 195-206

Ce travail traite essentiellement des caractères de l'éthique bouddhique, c'est-à-dire de la manière dont les principes éthiques sont appliqués par le disciple bouddhiste.

Dahlke P (1908), *Buddhist Essays*, traduction anglaise du bhikkhu Sīlācāra, MacMillan, Londres

Dans ce livre, l'auteur développe l'idée paradoxale selon laquelle les valeurs altruistes du bouddhisme ne sont en fait que la conséquence de la volonté égoïste d'atteindre l'illumination, et il cite l'exemple du Bouddha lui-même à l'appui de cette thèse.

Dharmasiri G (1986), *Fundamentals of Buddhist Ethics*, Buddhist Research Society, Singapour

Hafner G (1927), *Kernprobleme der buddhistischen Ethik. Dargestellt auf Grund der Jātakas*, Palm & Enke, Erlangen

Cet ouvrage est divisé en deux parties. La première traite des fondements doctrinaux de l'éthique bouddhique et en particulier de la théorie du *karman*. La deuxième concerne l'expression des normes éthiques du bouddhisme dans la vie courante. Malgré son intérêt, la première partie, trop descriptive et trop rapide, n'apporte pas plus d'informations ou d'idées nouvelles que les articles de La Vallée Poussin, par exemple.

Hindery R (1978), *Comparative Ethics in Hindu and Buddhist Traditions*, Motilal Banarsidass, Delhi

Horner IB (1950), *The Basic Position of Śīla*, Bauddha Sahitya Sabha, Colombo

Jayatilleke KN (1970), « The Ethical Theory of Buddhism », dans *The Mahābodhi*, 78, p. 192-197

Dans ce court article, Jayatilleke reprend la thèse de Dahlke ci-dessus, sans y ajouter d'éléments nouveaux.

Jayatilleke KN (1972), *Ethics in Buddhist Perspective*, Buddhist Publication Society, Kandy (= Wheel Publications, 175-176)

Jolly J (1908-1926), « Ethics and Morality (Hindu) » , dans Hastings J, dir., *Encyclopaedia of Religion and Ethics*, 12 volumes, Edinburgh. Réimpression (1964), T. & T. Clark, Edinburgh, volume 5, p. 496-498

Ce n'est qu'à titre de comparaison avec l'article d'Anesaki (cf. *supra*) que nous citons ici cette référence sur l'éthique dans l'hindouisme. Elle permet en effet de distinguer les éléments éthiques empruntés par le bouddhisme à la religion indienne et, par conséquent, de déterminer les conceptions éthiques propres au bouddhisme.

Kalupahana DJ (1995), *Ethics in Early Buddhism*, University of Hawaii Press

Keown D (1992), *The Nature of Buddhist Ethics*, MacMillan, Londres

Damien Keown dresse un panorama de l'étude de l'éthique bouddhique, énonce et discute les différentes théories relatives à la place de l'éthique dans le bouddhisme et propose une réflexion (chapitre 4) sur le *karman*, le *nirvāṇa* et les mauvaises actions. En outre, il prend bien garde à éviter les pièges de l'européocentrisme par une discussion sur les concepts occidentaux (« éthique », « morale », etc.) rapportés à la réalité du bouddhisme ancien. Cependant, il reste totalement muet sur l'éthique médicale.

King WL (1964), *In the Hope of Nibbāna : An Essay on Theravāda Buddhist Ethics*, Open Court, La Salle, Illinois

Ce livre constitue une bonne introduction aux problèmes de l'éthique dans le bouddhisme. Il est en effet l'un des plus clairs et l'un des plus abordables. Ce qui ne signifie nullement qu'il soit purement descriptif, bien au contraire. Ainsi, l'auteur est un des seuls à avancer l'idée que l'éthique bouddhique se distingue par son but : il s'agirait plus de contrôle de l'esprit et de méditation que de valeurs morales.

La Vallée Poussin (de) L (1902), « La Négation de l'âme et la Doctrine de l'acte », dans *Journal asiatique*, 9e série, volume 20, p. 237-306

La Vallée Poussin étudie dans cet article l'un des points centraux de l'éthique bouddhique : la contradiction apparente entre la théorie du *karman* d'une part, et la doctrine du non-être (*anātman*) d'autre part. La plupart des thèmes abordés ici seront repris un peu plus tard dans l'article « Death and Disposal of the Dead (Buddhist) », paru dans l'encyclopédie de Hastings (cf. ci-dessous). Il faut enfin noter que La Vallée Poussin a rédigé une suite à cet article du *Journal asiatique* : « Nouvelles Recherches sur la doctrine de l'acte », dans *Journal asiatique*, 10e série, volume 2 (1903), p. 357-450. Cette suite est essentiellement axée sur l'école *Mādhyaṃika*

La Vallée Poussin (de) L (1927), *La Morale bouddhique*, Nouvelle Librairie nationale, Paris

L'auteur étudie ici l'éthique dans le bouddhisme du Petit Véhicule et en particulier ses fondements philosophiques, ce qui l'amène à traiter la théorie du *karman*. Cependant, comme dans l'ouvrage de Keown (cf. *supra*), l'éthique médicale n'est pas abordée.

La Vallée Poussin (de) L (1908-1926), « Death and Disposal of the Dead (Buddhist) », dans Hastings J, dir., *Encyclopaedia of Religion and Ethics*, 12 volumes, Edinburgh. Réimpression (1964), T. & T. Clark, Edinburgh, volume 4, p. 446-449

Dans cet article, La Vallée Poussin étudie très précisément les nombreuses conceptions bouddhiques de la mort. Celles-ci diffèrent en effet selon les écoles. De plus, le concept de mort n'est pas le même selon qu'il s'agit de la mort d'un *Arhat* ou de la mort d'un homme ordinaire. La théorie du *karman* est également abordée. L'auteur traite les différentes conceptions qui s'affrontent quant à l'existence ou non d'un état intermédiaire entre deux vies et les conséquences que cela peut avoir sur le rôle plus ou moins important attribué aux actes dans la détermination de l'incarnation future. Cet article fournit en fait la plupart des réponses aux paradoxes mis en évidence beaucoup plus tard par Keown (cf. *supra*).

Little D, Twiss SB (1978), « Religion and Morality in Theravāda Buddhism » dans Little D, Twiss SB, *Comparative Religious Ethics*, Harper and Row, San Francisco, p. 210-250

McDermott JP (1980), « Karma and Rebirth in Early Buddhism », dans O'Flaherty WD, dir., *Karma and Rebirth in Classical Indian Traditions*, University of California Press, Berkeley

Misra GSP (1984), *Development of Buddhist Ethics*, Munshiram Manoharlal, New Delhi

Prebish CS, Keown D (1994), « Scholarly Books on Buddhist Ethics and Ethics-Related Topics Published in the 1990s », dans *Journal of Buddhist Ethics*, 1, http://www.buddhistethics.org/1/bullet3.html

Cette bibliographie commentée, qui a l'avantage d'être en ligne, constitue une excellente suite à celle que proposait Reynolds en 1979 (cf. ci-dessous). Le *Journal of Buddhist Ethics* dont tous les numéros sont intégralement disponibles sur Internet dans un format numérique, est l'un des pionniers en la matière. Pourtant, ses éditeurs n'ont pas jugé bon d'utiliser en profondeur les potentialités du réseau mondial. On aurait pu imaginer une mise à jour régulière de cette référence en ligne. Il n'en est rien. La date de 1994, date de parution, est aussi celle de la dernière référence bibliographique citée par les auteurs. Depuis, le nombre de publications sur l'éthique médicale dans le bouddhisme s'est considérablement accru, bien que la plupart concernent le bouddhisme contemporain. Cette référence reste donc à jour en ce qui concerne le bouddhisme ancien.

Rahula W (1971), « L'Idéal du Boddhisattva dans le Theravāda et le Mahāyāna », dans *Journal asiatique*, 259, p. 63-70

W. Rahula remet ici en cause l'idée très largement répandue – même longtemps après la publication de cet article – selon laquelle l'état idéal dans le *Theravāda* serait l'état d'*Arhat*, alors qu'il s'agirait de l'état de *Bodhisattva* dans le *Mahāyāna*.

Reynolds FE (1979), « Buddhist Ethics : A Bibliographic Essay », dans *Religious Studies Review*, 5/1, p. 40-48

Cette référence n'est pas un article, mais une bibliographie commentée. Quelques-uns des ouvrages qu'elle mentionne sont également cités ici. Son seul défaut est d'être désormais trop ancien.

Sasaki GH (1956), « The Concept of Kamma in Buddhist Philosophy », dans *Oriens Extremus*, 3, p. 185-204

L'auteur traite le même sujet que La Vallée Poussin dans son article « La Négation de l'âme et la Doctrine de l'acte », c'est-à-dire la contradiction entre la théorie du *karman* et la doctrine du non-être, mais il y ajoute peu d'éléments nouveaux.

Spiro ME (1982), *Buddhism and Society : A Great Tradition and its Burmese Vicissitudes*, 2e édition, University of California Press, Berkeley

Même si Spiro ne s'intéresse ici qu'au bouddhisme birman, il développe tout de même des idées applicables à l'Inde ancienne, en particulier la distinction entre un « bouddhisme nirvānique » et un « bouddhisme karmique ». Cette idée a été vivement critiquée par Keown.

Tachibana S (1926), *Ethics of Buddhism*, Oxford University Press, Londres

Cet ouvrage est le premier qui soit exclusivement consacré à l'étude de l'éthique dans le bouddhisme. Mais il ne dépasse pas le stade descriptif. En fait, l'auteur ne décrit que la morale bouddhique dans son aspect pratique et il ne s'attarde pas à s'interroger sur les fondements philosophiques de ces pratiques. En outre, Tachibana n'étudie pas le bouddhisme dans son ensemble, mais seulement l'école *Theravāda*. Enfin, l'éthique médicale n'est pas abordée.

Médecine indienne

Basham AL (1976), « The Practice of Medicine in Ancient and Medieval India », dans Leslie C, dir., *Asian Medical Systems : A Comparative Study*, University of California Press, Berkeley / Los Angeles / Londres, p. 18-43

Article très général, peu structuré, mais qui propose une véritable réflexion. Il aborde – très sommairement – les relations du bouddhisme et de la médecine indienne classique, les principes éthiques du médecin idéal, mais aussi les réalisations médicales des souverains bouddhistes. Cependant, sur la médecine indienne en général, il n'est pas assez détaillé par rapport à d'autres livres consacrés au même sujet pour présenter une quelconque utilité.

Bolling GM (1908-1926), « Disease and Medicine (Vedic) », in Hastings J, dir., *Encyclopaedia of Religion and Ethics*, 12 volumes, Edinburgh. Réimpression (1964), T. & T. Clark, Edinburgh, volume 4, p. 762-772

L'auteur dresse une synthèse de l'art médical à l'époque de l'*Atharvaveda*. Il traite successivement la connaissance de l'anatomie, les théories sur les origines des maladies, leurs traitements, la matière médicale de l'*Atharvaveda*, etc. En outre, chaque affirmation est accompagnée de nombreuses références au texte, ce qui fait de cet article un outil de comparaison très utile dans le cadre d'une étude sur le bouddhisme.

Chattopadhyaya D (1977), *Science and Society in Ancient India*, Research India Publications, Calcutta

Contrairement à ce que son titre laisse supposer, ce livre ne traite presque que de médecine, hormis quelques subdivisions consacrées à l'épistémologie et au savoir en général, tel que le concevaient les anciens Indiens. De plus, une large place est accordée aux sources bouddhiques et plus particulièrement au *Mahāvagga* (livre VI et livre VIII – sur Jīvaka) et au *Milindapañha*. Enfin, cet ouvrage ne se contente pas de décrire et d'énumérer, mais énonce des problématiques et pose des questions pertinentes.

Desai PN (1988), « Medical Ethics in India », dans *Journal of Medicine and Philosophy*, 13/3, p. 231-255

Filliozat J (1935), « La Médecine sociale et charitable dans l'Inde ancienne », dans *Revue d'assistance médicale*, p. 89-91

Article très important pour l'étude du rôle de l'éthique dans la médecine indienne ancienne. L'apport du bouddhisme n'est pas négligé, en particulier les réalisations médicales des souverains protecteurs du bouddhisme (hôpitaux, dispensaires).

Filliozat J (1940), « Nāgārjuna et Agastya, médecins, chimistes et sorciers », dans *Actes du xxe Congrès international des orientalistes*, Bruxelles, p. 228-229

Filliozat aborde le problème de l'unicité ou de la multiplicité de Nāgārjuna, mais moins précisément que dans l'article de Jan Yun-Hua, plus récent (cf. *supra*). De même, cet article n'apporte rien de plus sur Nāgārjuna par rapport à l'introduction qu'en a faite Filliozat dans son édition du *Yogaśataka*, elle aussi plus récente (cf. « Sources »).

Filliozat J (1975), *La Doctrine classique de la médecine indienne, ses origines et ses parallèles grecs*, 2e édition, École française d'Extrême-Orient, Paris

Ce livre de référence développe essentiellement les données védiques relatives à la médecine indienne (*Ṛgveda*, mais surtout *Atharvaveda*). Filliozat explique le traitement des différentes pathologies à la lumière des doctrines qui constituent les *Veda*. Ainsi note-t-il la relation entre le péché et la maladie. Puis il démontre l'influence directe et profonde des *Veda* sur les traités de l'Āyurveda classique, tout en évoquant une possible et superficielle influence grecque. Le rôle du bouddhisme est fortement atténué.

Huguet G (1993), *La Médecine indienne traditionnelle et la Fin de la vie : considérations éthiques et médicales, intérêt pratique actuel*, (Thèse de médecine), Bordeaux

Comme son titre l'indique, cette thèse s'interroge sur l'éthique médicale de la fin de vie. Des concepts et des préoccupations modernes (acharnement thérapeutique, euthanasie) y sont rapportés à la situation de l'Inde ancienne, dans laquelle l'auteur trouve effectivement des parallèles. Par ailleurs, les qualités du médecin et les valeurs morales fondamentales auxquelles il se réfère sont traitées.

Jolly J (1977), *Indian Medicine*, 2e édition, Translated from German by C.G. Kashikar, Munshiram Manoharlal Publishers, Delhi

Synthèse thématique sur la médecine indienne, qui consacre toute une partie aux sources, et en particulier aux sources bouddhiques, du *Mahāvagga* aux pèlerins chinois en passant par le manuscrit Bower.

Jolly J (1908-1926), « Disease and Medicine (Hindu) », in Hastings J, dir., *Encyclopaedia of Religion and Ethics*, 12 volumes, Edinburgh. Réimpression (1964), T. & T. Clark, Edinburgh, volume 4, p. 753-755

Article très sommaire. Il schématise à l'extrême les différentes étapes de l'évolution de la médecine dans l'Inde ancienne. En outre, l'auteur donne la priorité chronologique à une hypothétique « médecine bouddhique » sur les traités médicaux sanskrits.

Kutumbiah P (1962), *Ancient Indian Medicine*, Orient Longmans, Madras

Synthèse thématique sur la médecine indienne, qui ne présente pas beaucoup d'intérêt par rapport à l'ouvrage de Jolly, plus récent, et qui adopte un plan convenu. Quant au contenu, il se borne à description sommaire des concepts et pratiques médicales de l'Inde ancienne.

Leslie J (2002), « The Implications of the Physical Body : Health, Suffering and Karma in Hindu Thought », dans Hinnells J et Porter R, dir., *Religion, Health and Suffering*, Kegan Paul International, Londres

Liétard GA, « Suçruta », dans *Dictionnaire encyclopédique des sciences médicales*, 3e série, tome 12, STE-SUE, s.d., p. 634-673

Cet article, pourtant exclusivement consacré à Suśruta, n'apporte pas beaucoup plus d'informations sur cet auteur que le *Manuel des études indiennes* de Filliozat et Renou ou que les synthèses de Jolly et Kutumbiah. Il fait cependant référence à une curieuse traduction tibétaine de la *Suśrutasaṃhitā* qui s'efforce de donner à son contenu un visage bouddhiste.

Mazars G (1980), « Souffrance et maladie dans le monde indien », dans Sendrail M, dir., *Histoire culturelle de la maladie*, Privat, Toulouse, p. 275-290

Cet article traite essentiellement de la littérature védique et brahmanique, mais aborde aussi quelques sources bouddhiques. Il propose un développement sur l'Āyurveda dans ses rapports avec la culture du monde indien. La théorie du *karman* est donc abordée, avec de nombreuses preuves textuelles à l'appui.

Mazars G (1995), *La Médecine indienne*, P.U.F., collection « Que sais-je ? » n° 2962, Paris

Il s'agit de la plus récente synthèse en langue française sur la médecine traditionnelle de l'Inde depuis ses origines jusqu'à nos jours. L'auteur aborde tour à tour son histoire, ses fondements théoriques, ses méthodes de prévention et de soins, la profession médicale et enfin son actualité et ses perspectives.

Mazars G (2006), *A Concise Introduction to Indian Medicine*, translated by T.K. Gopalan, Motilal Banarsidass, Delhi (= Indian Medical Tradition, vol. 8)

Traduction anglaise du précédent, agrémentée d'une importante mise à jour.

Mitra J (1974), *History of Indian Medicine from Pre-Mauryan to Kuṣāṇa Period*, Jyotiralok Prakashan, Varanasi

Ouvrage de synthèse sur la médecine indienne qui adopte un plan légèrement différent de celui de Jolly et Kutumbiah. Mitra divise en effet ses chapitres de manière chronologique, en fonction des dynasties qui ont régné sur l'Inde. À l'intérieur de chaque chapitre, on retrouve une division thématique, mais aussi un développement sur chacun des auteurs de la période en question. Les sources bouddhiques sont donc largement abordées (*Milindapañha*, *Saddharmapuṇḍarīka*, *Lalitavistara*, manuscrit Bower, etc.). En outre, l'avant-propos de Lallanji Gopal, l'introduction de P.V. Sharma et la préface de l'auteur présentent une véritable réflexion sur les rapports du bouddhisme et de la médecine, contrairement au développement, résolument descriptif.

Mukhopādhyāya G (1922, 1926, 1929), *History of Indian Medicine*, 3 volumes, University of Calcutta, Calcutta. Réimpression (1974), Oriental Books Reprint Corporation, New Delhi

L'auteur procède ici à une présentation monumentale de tous les auteurs et de tous les traités ayurvédiques anciens, y compris ceux qu'on ne connaît que par une citation évasive dans l'un ou l'autre traité. Le volume III intéresse plus précisément la période bouddhique. Le livre VI du *Mahāvagga*, les réalisations du médecin Jīvaka, mais aussi d'autres auteurs bouddhistes ou supposés tels (Vāgbhaṭa, Nāgārjuna, etc.) font ainsi l'objet de longs développements.

Murthy KRS (1971), « Refusal of Patients for Therapy in Ancient India », dans *Indian Journal of History of Medicine*, 16, p. 2-3

Murthy KRS (1973), « Professional Ethics in Ancient Indian Medicine », dans *Indian Journal of History of Medicine*, 18, p. 45-49

Sharma PV (1972), *Indian Medicine in the Classical Age*, Chowkhamba Sanskrit Series Office, Varanasi (= The Chowkhamba Sanskrit Studies, volume 85)

Cette synthèse thématique sur la médecine indienne ancienne, très sommaire, s'attache principalement à la période des Gupta. Mais elle contient quelques notices biographiques intéressantes, notamment sur les pèlerins bouddhistes chinois en Inde.

Subba Reddy DV (1966), *Glimpses of Health and Medicine in Mauryan Empire*, Upgraded Department of History of Medicine, Osmania Medical College, Hyderabad

La période Maurya concerne le roi Aśoka, protecteur du bouddhisme. L'auteur dépouille ici les édits d'Aśoka et le *Mahāvaṃsa* (Grande Chronique de Ceylan), dont il reproduit exhaustivement tous les passages sur la médecine. Il dépouille aussi en détail les informations médicales contenues dans l'*Arthaśāstra* de Kautilya, ministre de Candragupta Maurya (IVe siècle av. J.-C.). Kautilya aborde en effet assez souvent les questions morales soulevées par l'exercice de la médecine.

Udupa KN (1978), « The Philosophical Basis of Indian Medicine », dans Udupa KN, Singh RH, dir., *Science and Philosophy of Indian Medicine*, Shree Baidyanath Ayurved Bhawan Ltd., Nagpur, p. 18-31

Article très sommaire, mais qui affirme tout de même une idée importante, celle du matérialisme et de l'empirisme bouddhiste, par rapport aux discours idéalistes et moralisants des traités médicaux sanskrits.

Weiss MG (1980), « Caraka Saṃhitā on the Doctrine of Karma », dans O'Flaherty WD, dir., *Karma and Rebirth in Classical Indian Traditions*, University of California Press, Berkeley / Los Angeles / Londres, p. 90-115

M. Weiss étudie la tension entre le déterminisme de la théorie du *karman* et l'espoir du traitement médical chez Caraka. Mais il trouve le même paradoxe chez d'autres auteurs, comme Vāgbhaṭa, et dans des textes religieux indiens de l'époque bouddhique, les *Purāṇa*.

Weiss MG (1987), « Karma and Ayurveda », dans *Ancient Science of Life, Journal of the International Institute of Ayurveda*, 6/3, p. 129-134 (= AVR Educational Foundation of Ayurveda)

Article fondamental sur l'éthique médicale dans l'Inde ancienne. Weiss aborde presque tous les thèmes qui gravitent autour du sujet (le déterminisme, l'embryologie, etc.), non seulement de manière descriptive, mais en développant une réflexion très élaborée. Il reprend et élargit la problématique de son précédent article : l'étude de la tension entre le déterminisme de la théorie du *karman* et l'espoir du traitement médical, sujet qui préoccupe beaucoup les anciens bouddhistes et surtout le rédacteur des « Questions de Milinda ».

Wilson HH (1979), *The Art of War and Medical & Surgical Sciences of Hindus*, Nag Publishers, Delhi

Zysk KG (1996), *Medicine in the Veda, Religious Healing in the Veda*, 2e édition, Motilal Banarsidass, Delhi (= Indian Medical Tradition, volume 1)

Consacré exclusivement aux *Veda*, ce livre contient très peu d'informations concernant le bouddhisme, mais les problématiques dégagées par l'auteur, ainsi que sa réflexion, peuvent être transposées à la période bouddhique. Zysk a abordé le bouddhisme dans son ouvrage suivant, *Asceticism and Healing in Ancient India : Medicine in the Buddhist Monastery* (cf ci-dessous).

Bouddhisme : médecine

Birnbaum R (1979), *The Healing Buddha*, Shambhala, Boulder

Duncan AS, Dunstan GR, Welbourn RB (1981), « Buddhism », dans *Dictionary of Medical Ethics*, Darton, Longman and Todd, Londres

Filliozat J (1934), « La Médecine indienne et l'Expansion bouddhique en Extrême-Orient », dans *Journal asiatique*, 224, p. 301-307

Il s'agit de la référence bibliographique la plus importante sur les rapports entre la médecine indienne et le bouddhisme. Filliozat y amorce en effet toutes les problématiques et y développe une réflexion d'une qualité peu commune. Les problèmes éthiques, la charité, la médecine sociale sont donc évoqués, mais trop rapidement, étant donné le format restreint de l'article.

Filliozat J (1967), « Āyurveda », dans Malalasekera GP, dir., *Encyclopedia of Buddhism*, volume II, fascicule 3, Government of Ceylon, p. 477-479

Ce court article résume les concepts fondamentaux de l'Āyurveda, avant d'en mesurer la place dans la littérature bouddhique. Il n'est donc intéressant que pour se faire une première idée des sources bouddhistes utiles à l'étude de la médecine indienne. Néanmoins, malgré sa brièveté, il met déjà en évidence quelques différences conceptuelles entre l'Āyurveda classique et le bouddhisme.

Florida RE (1998), « The Lotus Suutra and Health Care Ethics », dans *Journal of Buddhist Ethics*, 5, http://www.buddhistethics.org/5/flori981.html

Cet article représente l'apport d'un spécialiste d'éthique bouddhique et non d'un spécialiste de médecine indienne. C'est donc sous un angle purement éthique qu'il se consacre à l'étude – non exhaustive – des occurrences médicales du *Saddharmapuṇḍarīka* ou « Lotus de la bonne loi ». Mais s'il pose bien une problématique éthique dans son introduction, il semble l'oublier dans son énumération des passages étudiés, beaucoup trop évasive.

Haldar JR (1977), *Medical Science in Pali Literature*, Indian Museum, Calcutta (= Indian Museum Monograph n°10)

J.R. Haldar procède à une énumération par thème (embryologie, anatomie, medecine, chirurgie, etc.) des occurrences médicales contenues dans le canon pāli. L'ouvrage, quoiqu'important, souffre toutefois de nombreuses lacunes. L'ambition affichée d'exhaustivité est loin d'être atteinte et le contenu reste purement descriptif. Reste la longue introduction, dans laquelle Haldar insiste sur les apports védiques (*Atharvaveda*) à la médecine indienne, comme s'il voulait minimiser le rôle du bouddhisme, qu'il traite pourtant tout au long de l'ouvrage.

Haldar JR (1992), *Development of Public Health in Buddhism*, Indological Book House, Varanasi

Hughes JJ, Keown D (1995), « Buddhism and Medical Ethics : A Bibliographical Introduction », dans *Journal of Buddhist Ethics*, 2, http://www.buddhistethics.org/2/dkhughes.html

Cette référence n'apporte strictement rien au sujet qui nous occupe, mais elle présente un intérêt évident, celui d'en proposer une bibliographie récente. Mais celle-ci, relativement modeste, concerne marginalement le domaine strictement historique et s'attache surtout à répertorier des ouvrages sur les réponses des communautés bouddhistes actuelles aux problèmes éthiques du monde moderne.

Hummel S (1950), « Der Medizinbuddha und seine Begleiter », dans *Sinologica*, 2, p. 81-104

Kitagawa JM (1989), « Buddhist Medical History », dans Sullivan LE, dir., *Healing and Restoring : Health and Medicine in the World's Religious Traditions*, MacMillan, New York, p. 9-32

Keown D (1999), « Attitudes to Euthanasia in the Vinaya and Commentary », dans *Journal of Buddhist Ethics*, 6, http://www.buddhistethics.org/6/keown993.html

Damien Keown ne traite pas dans cet article du problème de l'euthanasie tel qu'il est conçu de nos jours. Il s'agit plutôt d'une étude des enseignements du Bouddha concernant la mort volontaire en général (aussi bien le suicide que l'assistance médicale au suicide). La question est de savoir si l'on peut souhaiter la mort dans l'optique de la pensée bouddhique et de la théorie du *karman*.

Lienhard S (1979), « Remarks on the Early History of Indian Medical Terminology », dans *Scientia Orientalis*, 16, p. 9-20

L'article de Lienhard est l'une des rares références bibliographiques à discuter en détail des relations du bouddhisme avec la médecine. L'auteur remarque une différence de terminologie médicale dans les textes médicaux sanskrits et dans les sources bouddhiques. Comme d'autres avant lui, il est également amené à opposer l'éthique du bouddhisme à la pratique de la médecine.

Liétard GA (1902), « Le Pèlerin bouddhiste chinois I-Tsing et la Médecine de l'Inde au VIIe siècle », dans *Bulletin de la Société française d'Histoire de la médecine*, 1, p. 472-487

De tous les pèlerins bouddhistes chinois en Inde, Yi Jing est celui qui s'est le plus intéressé à la médecine ayurvédique. Liétard propose une étude comparée de cette médecine, telle que le moine l'a observée à l'université bouddhique de Nālandā, et telle qu'elle est présentée dans les textes médicaux sanskrits. Grâce à cette approche, cet article reste d'une grande utilité malgré son ancienneté.

Mitra J (1974), « Lord Buddha : A Great Physician », dans Udupa KN, Singh G, dir., *Religion and Medicine*, Institute of Medical Sciences, Benares Hindu University, Varanasi

Mitra J (1978), « Theories of Panchamahabhuta & Tridoṣa as depicted in Tripiṭakas », dans Sharma DP, Shastri SK, dir., *Basic Principles of Ayurved*, Shree Baidyanath Ayurved Bhawan Ltd., Patna, p. 62-71

Article sommaire, qui se contente de constater la présence d'une des théories classiques de l'Āyurveda – la théorie des *tri-doṣa* – dans la littérature bouddhique.

Mitra J (1985), *A Critical Appraisal of Āyurvedic Material in Buddhist Literature With Special Reference to Tripiṭaka*, Jyotiralok Prakashan, Varanasi

Mitra reprend ici en partie le texte de sa précédente étude, *History of Indian Medicine from Pre-Mauryan to Kuṣāṇa Period*, mais en adoptant cette fois-ci d'emblée un plan thématique, comme dans les autres synthèses sur la médecine indienne. En outre, il enrichit son ouvrage d'un énorme appendice dans lequel il répertorie tous les passages du canon pāli qui contiennent une référence quelconque à la médecine : référence à une plante, à une substance métallique ou minérale, ou à une pierre précieuse, qui seraient en usage dans la médecine traditionnelle de l'Inde. Malheureusement, bien que ce répertoire paraisse effectivement assez complet, il souffre d'un tel nombre de coquilles typographiques qu'il en devient totalement inutilisable.

Müller RFG (1928), « Die Medizin der Jataka's. Eine medizingeschichtliche Studie », dans *Janus*, 32, p. 255-277

Pelliot P (1903), « Le Bhaiṣajyaguru », dans *Bulletin de l'Ecole française d'Extrême-Orient*, 3, p. 33-37

Il s'agit de l'étude la plus détaillée consacrée au *Bhaiṣajyaguru* ou « Bouddha de médecine ». L'article ne parle pas d'éthique médicale.

Rehm KE (1969), *Die Rolle des Buddhimus in der indischen Medizin und das Spitalproblem*, Juris, Zürich (= Zürcher medizingeschichtliche Abhandlungen, 65)

Saint Firmin (de) L (1916), *Médecine et légendes bouddhiques de l'Inde*, (Thèse de médecine), Paris

Samdhong Rinpoche (1974), « Medical Therapy in Buddhism : Its Aim and Nature », dans Udupa KN, Singh G, dir., *Religion and Medicine*, Institute of Medical Sciences, Benares Hindu University, Varanasi

Subba Reddy DV (1984), « Buddha's Discourses on Medicament, Treatment and Nursing », dans *Bulletin of the Indian Institute of History of Medicine*, 14, p. 19-31

Cette étude est consacrée aux enseignements médicaux du Bouddha tels qu'ils apparaissent dans le livre VI du *Mahāvagga*. Elle n'apporte aucune information nouvelle par rapport à celle que propose Chattopadhyaya (cf. *supra*). Subba Reddy y ajoute simplement des références au livre V du même *Mahāvagga*, mais, contrairement à Chattopadhyaya, il reste très descriptif.

Subba Reddy DV (1938), « Glimpses into the Practice and Principles of Medicine in Buddhistic India in the 7th Century A.D.. Gleaned from « The Records of Buddhist Religion » by the Chinese Monk I-Tsing », dans *Bulletin of the Institute of the History of Medicine*, 6/9, p. 987-1000. Réimpression (1987), dans *Bulletin of the Indian Institute of History of Medicine*, 17, p. 155-167

Cet article de Subba Reddy complète celui de Liétard sur le pèlerin chinois Yi Jing. Subba Reddy étudie le texte de Yi Jing de manière exhaustive et thématique. De plus, il est l'un des rares à remarquer que Yi Jing – à l'époque déjà – se posait lui-même la question des relations du bouddhisme et de la médecine. Le pèlerin aurait noté dans le bouddhisme à la fois des principes éthiques encourageant la pratique de la médecine, et des principes éthiques s'y opposant.

Zysk KG (1998), *Asceticism and Healing in Ancient India : Medicine in the Buddhist Monastery*, 1re édition indienne, Motilal Banarsidass, Delhi (= Indian Medical Tradition, volume 2)

Dans ce livre, Zysk n'étudie pas que les textes, mais aussi les sources archéologiques, ce qui est assez rare dans l'étude de l'Āyurveda. Les sources du canon pāli sont bien sûr au programme. En outre, même si cette étude constitue un récapitulatif sur la médecine indienne, elle ne se contente pas, comme beaucoup d'autres, de décrire systématiquement les différents aspects de cette médecine, mais elle la replace dans son contexte religieux et éthique.

Cambodge, Sri Lanka et Tibet

Jacques C (1968), « Les Édits des hôpitaux de Jayavarman VII », dans *Études cambodgiennes*, 13, p. 14-17

Monographie détaillée consacrée aux réalisations médicales d'un des nombreux grands rois protecteurs du bouddhisme, d'après les sources épigraphiques.

Liyanaratne J (1999), *Buddhism and Traditional Medicine in Sri Lanka*, Kelaniya University Press, Dalugama

À ce jour, il s'agit du plus complet travail de référence consacré au bouddhisme et à la médecine au Sri Lanka. L'auteur évoque d'un point de vue philologique les relations entre le bouddhisme et l'Āyurveda à Ceylan, notamment à travers les textes du canon pāli et les manuscrits médicaux retrouvés sur place. Mais dans la mesure où le bouddhisme *Theravāda* est encore très présent sur place, Liyanaratne ne se limite pas aux sources et aborde longuement l'époque contemporaine.

Clifford T (1994), *Tibetan Buddhist Medicine and Psychiatry. The Diamond Healing*, 1re édition indienne, Motilal Banarsidass, Delhi

Bien qu'il soit consacré au seul Tibet, ce livre aborde de manière plus générale la question des rapports du bouddhisme et de la médecine. Mais l'auteur reprend à son compte l'idée de Kern, aujourd'hui abandonnée, selon laquelle les « quatre saintes vérités » du bouddhisme seraient un emprunt à la médecine indienne.

Dakpa N (1979), « La Folie d'après un commentaire du Rgyud-bži, les quatre tantra », dans *Scientia Orientalis*, 16, p. 31-39

Même si son sujet est la psychiatrie et qu'à ce titre il n'aborde pas la question des rapports entre bouddhisme et Āyurveda, cet article met en lumière l'intérêt du *Rgyud-bži* en tant que source pour l'étude de la « médecine bouddhique ».

Dash B (1976), *Tibetan Medicine with Special Reference to Yoga Śataka*, Library of Tibetan Works and Archives, Dharamsala

Bhagwan Dash procède à une étude statistique concernant le nombre et le pourcentage de textes ayurvédiques inclus dans le *Tandjour* tibétain. Leur nombre impressionnant fait même de l'Āyurveda une science sacrée au Tibet.

Massin C (1982), *La Médecine tibétaine*, Editions de la Maisnie, Paris

Christophe Massin étudie le *Rgyud-bži* et dresse un tableau récapitulatif des diverses manifestations du *karman* sur la santé.

Meyer F (1983), *Gso-ba Rig-pa. Le système médical tibétain*, Éditions du CNRS, Paris

Comme l'ouvrage de Massin, celui-ci ne nous intéresse que pour quelques détails concernant le *Rgyud-bži* et la traduction tibétaine de l'*Aṣṭāṅgahṛdayasaṃhitā* de Vāgbhaṭa.

Index général

Cet index regroupe :
– les noms propres et toponymes, qui sont en caractères romains avec initiale en majuscule ;
– les termes sanskrits et pāli désignant des plantes, des maladies, des concepts et des pratiques, qui sont en italiques. En outre, pour les noms de plantes, sont indiqués les noms latins de la nomenclature botanique ;
– les sources citées, qui sont en italiques avec initiale en majuscule.

A

B

C

D

F

G

H

I

J

Jātaka, récits des vies antérieures du Bouddha, inclus dans le *Khuddakanikāya* 6, 10, 27, 36, 43, 48, 52, 98, 111, 127
jāti, espèce 56
Jayavarman VII, roi du Cambodge (1181-1218) 101, 103-104, 138
Jejjaṭa, commentateur de la *Carakasaṃhitā* 15
Jīvaka, médecin contemporain du Bouddha, père de la chirurgie indienne 9, 44, 47-49, 62, 64, 87-88, 92-93, 96, 98, 105, 121, 131, 133
jñāna, connaissance 62

K

kāle maraṇam, « mort mature » 71
kāma, désir 15
Kaniṣka, roi bouddhiste de l'Inde du Nord (Ier-IIe siècles) 10-11, 14, 62, 93
Kandjour, livre sacré du bouddhisme tibétain 63, 126
kapha, phlegme 16-17
Kapilavastu, ville du nord de l'Inde 7
karman, acte 2, 10, 23-35, 65-71, 73, 75, 77, 79-80, 85-86, 92, 105, 108, 110, 114, 118, 120, 127-130, 132, 134, 136, 139
karmapuruṣa, « homme à actes » 66
karuṇā, compassion 35
Kāśi, Bénarès, l'une des plus anciennes villes de l'Inde, dans l'actuel Uttar Pradesh 98
Kāśyapa, nom d'un sage mythique et de l'auteur de la *Kāśyapasaṃhitā* 14, 63, 100
Kauṭilya, auteur de l'*Arthaśāstra* 133
kāyadāhābādha, sensation de brûlure sur le corps (pāli) 46
Khuddakanikāya, section du *Suttapiṭaka* 10, 85, 110
kilāsa, dépigmentation de la peau 96
kṣatriya, classe des guerriers, la deuxième après celle des brahmanes 81
Kuchā, région d'Asie centrale 15
Kumāratantra, traité de pédiatrie attribué à Rāvaṇa et inclus dans le *Cakradatta* 78, 93, 119-121
Kumrahar, site du nord-est de l'Inde, près de Patna 99
Kunāla, fils d'Aśoka 80
kuṣṭham, lèpre 72, 74
kuṭṭha, lèpre (pāli) 96

L

Lalitavistara, vie légendaire du Bouddha (canon *Mahāyāna*) 6, 10, 43, 48, 52, 57, 61-62, 97, 113, 133
Lohiccasutta, section du *Dīghanikāya* du *Suttapiṭaka* 85
Lumbinī, lieu de naissance du Bouddha 7

M

N

O

P

R

S

T

U

V

X

Y

Composition, photogravure et impression
JOUVE, 11, boulevard Sébastopol, 75001 PARIS
N° 451628U — Dépot légal : Mars 2008